救急医からの警告

ふじみの救急病院 名誉院長
むさしの救急病院 院長
鹿野 晃

発行・日刊現代　発売・講談社

はじめに

「お父さんが倒れた！」

　母親の悲痛な叫び声で、あなたは飛び起きる。リビングに駆けつけると、さっきまで元気だった父が床に横たわっているではないか。意識はなく、呼吸も弱々しい。慌てて救急車を呼び、到着を待つ数分間が、まるで永遠のように感じられる。

「高度な治療を望みますか？」

　到着した救急隊員からの突然の質問に、頭の中は真っ白。

「もちろん、やれるだけのことはやってください！」と即答すべきでしょうか。

　それとも……。

突然やってくる家族の一大事。その瞬間、あなたの判断が愛する人の運命を左右するかもしれません。

もし明日、同じ状況に直面したら、あなたは冷静な判断を下せる自信がありますか？

私は医師として20年以上もの間、救急医療の最前線で命と向き合ってきました。究極の選択を迫られる前に、あなたに知っておいてほしいことがあります。救急医療の現場では、一般にはあまり知られていない現実があるのです。

たとえば、

●「高度な治療」が、愛する人を耐えがたい苦しみに追い込むことがある
●緊急時に頼りにする救急車に、実は医師が同乗していない
●あなたの命を左右しかねない救急隊員の対応力が、地域によって大きく異なる

「高度な治療」と聞くと、最先端の医療技術で命が救われるイメージを持つかもしれません。ですが、現実はそう単純ではありません。

人工呼吸器を装着され、胃ろうから栄養を送り込まれる。無数の管や機械に囲まれたベッドで、食べることも動くこともできずにただ横たわっている。これが、私たちが思い描く「生きている」状態でしょうか。現代医療が突きつける「延命」の現実は、時に残酷で、多くの人が想像する「生」とはかけ離れています。

また、多くの人が救急車を頼りにしていますが、実際には医師は同乗していません。救急隊員は高度な訓練を受けていますが、彼らにできる医療行為には限界があります。さらに、救急隊員の対応力は地域や出動頻度によって大きく異なります。都市部と地方では、受けられる初期対応に差が生じる可能性があるのです。

そんな中、医療現場における「命の選別」は静かに進行しつつあります。近年、「おひとり様」が増加傾向にありますが、その選択がどのような影響をもたらすか、十分に理解されているでしょうか。実は、独居で身寄りのない患者は、医療の現場で「扱いやすい存在」とみなされることがあります。なぜなら、治療がうまくいかなくてもクレームを言ってくる家族がいないからです。

このような現実を知ると、誰もが不安を感じるでしょう。だからこそ私たちには、自分の健康と人生を主体的に管理する力が必要なのです。

では、人生100年時代を健康に、そして幸せに生きるためにはどうすればよいのでしょうか。

本書では、誰も教えてくれなかった救急医療の真実を明かすとともに、あなたと大切な人の命を守るための具体的な知恵をお伝えします。それは、緊急時の判断力から、信頼できる医師の選び方、そして自分らしい人生の最期の迎え方まで、人生を豊かに生きるための羅針盤となるでしょう。

「もしも」のときに慌てないために、大切な人を苦しめないために、そして自分らしい最期を迎えるために、救急医療の真実を知ってください。本書が、あなたとあなたの大切な人の人生を守る一助となることを願っています。

目次

本文イラスト
Kumahara／PIXTA（ピクスタ）（P103）

第1章

誰も教えてくれない救急医療の裏側

「延命治療」や「高度な医療」には負の側面がある

人生の終わりをどう迎えるか——。

この問いは、誰もが一度は向き合わなければならない、人生最大の課題です。
あなたが突然意識を失い、救急車のサイレンが鳴り響くとき、あなたの家族は医療技術の発展がもたらした難しい選択に直面します。

積極的な治療を望むべきか。
それとも、愛する人の自然な死を受け入れるべきか。
人生の終わりが近づいたとき、あなた自身は何を望むでしょうか?

苦痛に耐えながらも、できる限りの治療を受けることでしょうか。

それとも、静かに、安らかに、最期のときを迎えることでしょうか。

私は現在、24時間365日体制で高度な救急医療を提供している病院を経営しながら、今も最前線で働いています。実際の救急医療の現場から、ぜひみなさんにお伝えしたいことがあります。

それは、突然やってくる家族や大切な人の救急時、その場の雰囲気で**「やれることは全部やってください」と安易に延命治療や高度な医療をお願いしないこと**。

初めての救急車、家族の一大事にパニック状態の中、あなたは大きな決断を迫られます。救急隊員から「**高度な医療を希望されますか?**」と聞かれるのです。

「高度な医療」には、胸骨圧迫、電気ショック、気管挿管、人工呼吸器の装着などが含まれます。しかし、こうした処置の副作用や後遺症についての説明は十分ではないことが多いのです。

たとえば高齢者の場合、胸骨圧迫を1回行うだけで肋骨が折れ、5~10分続けると肺が傷つき、出血することもあります。効果的な胸骨圧迫を施すには、胸が3分の1くらいへこむほどの強い力が必要で、健康な人でさえ一度受ければ激痛で転げ回るほどの痛みを伴うのです。

一方で、血圧を上げる昇圧剤だけを使う場合もあり、これは比較的苦痛が少ないため、「昇圧剤だけは使ってほしい」と希望する家族もいます。**問題は、こうした選択を迫られたとき、家族がその意味を十分に理解できているかどうかです。**

医学的知識のない一般の人にとって、「高度な治療」という言葉だけでは、具体的にどのような処置が行われ、どんな結果が予想されるのかわからないのが実情ではないでしょうか。こうした説明もなしに、生死をさまよう大切な人の前で、「高度な治療を希望しますか」と聞かれれば、ほとんどの家族は「できることは全部やってあげたい」と考えるでしょう。

とはいえ、「延命治療を希望しますか」と聞かれれば、多くの人は躊躇するはず。「高度な医療」と言われると、何とか助けてくれるのではないかという期待から、「お願いします」

と答えてしまう人も多いのです。

本書では、誰も語ってこなかった救急医療の現状をありのままお伝えします。「もしも」のとき、あなたの知識が自分自身や大切な人の運命を分けるのです。後悔のない判断ができるよう今から備えておきましょう。

救急時に「高度な治療」を選ぶということ

あなたや大切な人が緊急事態に陥ったとき、多くの人は迷わず「最善の治療をしてほしい」と考えるでしょう。ところが、**救急医療における「最善」とは、必ずしも患者にとって最良の選択とは限らない**のです。

救急の現場で「高度な治療」を希望すると、それは「あらゆる手段を尽くした救命処置、延命処置のフルコースを受けたい」という意思表示になります。

この選択をすると、患者は救命救急センターに搬送され、可能な限りの医療処置が施されます。救急隊から受け入れの病院に連絡が入る際にも、「フルコースで救命処置、延命処置を希望されている」と伝えられるのです。一方で、フルコースの処置を希望しない患者は、救命救急センターではなく一般の2次救急病院で治療を受けたり、場合によっては自宅で訪問診療医による看取りを選択したりすることになります。

フルコースの実態は、患者さんにとって非常につらい処置になることが少なくありません。

とくに高齢者の場合、心臓が止まった状態からいくら厳しい治療をしても、心臓が動き出し、意識が戻る確率は数%。大多数の高齢患者にとって「高度な医療を希望されますか」という問いは、最期に苦痛を伴う処置を受けて亡くなるのか、それとも家族に手を握られ、感謝の言葉を交わしながら安らかに大往生するのか、その分かれ道を意味することになります。

実際のところ「98歳、寝たきりで認知症が進行した男性がフルコースを希望している」と聞けば、救命救急センターの多くの医師は、本当にそれでいいのかを救急隊に再確認するでしょう。東京では指令室を介するため、救急隊と受け入れ先の医師が直接話すことは難しいですが、地域によっては、重症患者の場合、救急隊から直接連絡が入ることもあります。「『高度な治療を希望しますか？』と聞いたら、希望されたので連絡しました」という救急隊員に対し、医師からは「高度な治療という説明では、みんなそれをお願いしてしまうでしょう」と指摘することがあります。人工呼吸器をつけても意識が戻らず植物状態になる可能性や、胸骨圧迫の苦痛、処置をしても9割の患者は助からないという現実を、どこまで説明したかを確認します。

多くの場合、救急隊はそこまで詳しい説明はしていません。**救急隊の中には「そこまで詳しく説明してはいけない」という雰囲気がある**ためです。ただ、覚悟のある救急隊長などは、しっかりと説明することもあります。

救急隊が恐れる裁判の可能性

なぜこのようなことが起こってしまうのでしょうか。

最大の原因は、救急隊員が**患者さんから訴えられることを恐れているから**です。これは、多くの医療従事者が常に意識せざるを得ないリスクといえるでしょう。

たとえば、救急隊員の説明により家族が延命治療を望まなかったとします。患者を2次救急に搬送した結果、十分な処置が行われないまま亡くなる。すると後日、遠い親戚が駆けつけ、「なぜ救命救急センターに搬送しなかったのか」と詰め寄られ、最悪の場合「これは殺人ではないか」と追及される可能性すらあるのです。

一方、**「高度な治療」という言葉を使い、家族の同意を得て救命救急センターに搬送さえしておけば、救急隊員は訴えられる心配がありません。**つまり、なるべく自分に責任が及ばないように言葉選びをしているといっても過言ではないわけです。

「高度な医療」という言葉は、一見ポジティブに聞こえますが、実際の現場は違います。

救急隊による胸骨圧迫により、目の前で大切な人の胸や肋骨がバキバキと折れ、飛び散る血を目の当たりにする。すると、ほとんどの家族が「もうやめてください」と訴えます。一度、このような延命治療を経験したご家族は、二度と希望しないと心に決める方がほとんどです。

救急車の中に「医師」はいない

救急車に乗っている「救急隊員」という職業について詳しく知っている方はどのくらいいらっしゃるでしょうか。「救急車には医師が乗っている」「救急救命士はお医者さん」という誤解をしている方も少なくないかもしれません。

そもそも、**救急車に医師は同乗していませんし、救急救命士は医師ではありません**。

救急車には通常、3名の救急隊員が乗車しています。

そのうち、少なくとも1人は「救急救命士」の資格を持っていなければなりません。救急救命士は一般の救急隊員よりも多くの救急救命処置を行う権限を与えられており、医師の指示のもと医療行為を行います。呼吸が停止した患者に対して、気道を確保し、肺に空気を送り込む処置や電気ショックなどです。

さらに、「認定救急救命士」と呼ばれる特別に認定を受けた救急救命士は、気管に直接チューブを挿入する「気管挿管」や、強心剤のアドレナリンを投与するなど、より高度な応急処置を施すことができます。救急隊はこのような処置を行いながら、受け入れ可能な病院を探し、患者を搬送します。

原則として、救急救命士が業務を行える場所は「救急車の中」に限られています。また、医師の具体的な指示がなければ、救命処置を行うことはできません。

救急救命士が特定の医療行為を行う際には、まず医師に連絡を取り、「特定行為指示要請」という手順を踏みます。医師から「特定行為」の指示を受けることで、点滴などの処置を行えるのです。

救急救命士は医師ではないため、医師の具体的な指示がなければ、医師免許の必要な医療行為を行うことはできないのです。

救急隊員は点滴が苦手？

救急救命士である隊員が、点滴や気管挿管などの処置を実施する機会は、実はそれほど多くありません。そのため、これらの処置における成功率の低さが問題となっています。

点滴の成功率を比較すると、信じられないかもしれませんが、病院内の医療スタッフが行う場合は9割以上成功するのに対し、救急隊員が実施した場合の成功率は極論すると5割以下です。

1回目でうまく針が刺さらず失敗した場合、別の血管を探して2回目の挑戦ができますが、2回目も失敗すると、それ以上の試みは禁止されています。点滴セットの作成や針の固定、テープ留めなどの一連の作業を行い、針を刺す。揺れていては処置ができないので、その間、救急車を停車させる必要があります。点滴の準備から静脈確保までには、おおよそ7分。当たり前ですがその分、病院到着が遅れてしまいます。2回失敗した場合は、それ以上の処置を諦め、可能な限り速やかに患者を病院へ搬送する「早期搬送」に切り替えなければなりません。

もちろん、中には点滴が上手な隊員もいるでしょう。しかし、平均的に見れば、救急隊員のこうした処置に関するスキルは決して高くないと言わざるを得ません。

救急車の中で起こっていること

救急隊員の点滴失敗は、貴重な時間を無駄にしてしまうだけでなく、その後の医療処置にも大きな影響を及ぼします。

病院に到着した時点で、救急隊員がすでに失敗した血管は使用できないため、病院の医療スタッフはさらに細く難しい血管でチャレンジしなければなりません。処置の難易度が上がり、さらに時間を消費することになりかねません。点滴の難易度は患者の状態によっても大きく異なります。心臓が動いている患者の場合は、血流があるので血管が見つけやすく、比較的点滴がしやすいといえます。一方、心停止の患者は血流がないために血管が目立たず、非常に困難になります。

さらに、個人差も大きな要因です。献血に行かれた方や採血の経験がある方はご存じでしょうが、「血管が出やすい」と言われる人もいれば、「血管が細い」と言われる人もいます。この個人差は救急の現場でも同様に影響を及ぼします。

理想は、最も技術のある人間が、最も条件の良い血管を選んで確実に点滴することです。救急隊が適切な血管を潰してしまうと、病院で待機している医療スタッフはマイナスの状態からリカバリーしなければならなくなります。

気管挿管についても、同様の問題があります。正しい喉頭展開と、声門の視認ができれば、チューブを確実に挿入できるはず。私たち救急医が行えば、ほぼ百発百中で成功します。

しかし救急隊員の中には、この重要な手技さえも完全には習得できていない者がいます。口の開き方が不十分だったり、声門の視認が不完全な状態で無理に挿管を試みたりする。隠れてしまっている声門に向かって感覚だけでチューブを挿入しようとすれば、誤って食道に入ってしまう危険性もあります。そうなると、胃を膨張させるだけで肺には酸素が行かず、最悪の場合、植物状態や死につながることもあるのです。

これは、たまたまではなく、救急医療の現場で日常的に起こっている出来事です。

救急隊員には、自分の技術の限界を知り、無理をしないことも重要だと伝えたい。声門が明確に視認できなければ、即座に挿管の試みを中止し、手動で酸素を送ることができるバッグバルブマスク（以下、ＢＶＭ）に切り替えるべきです。

ただし、口腔内に大量の出血がある場合や、嘔吐物が気道を塞いでいる場合など、患者の状態によっては、ＢＶＭでも酸素が入らないこともあります。そうした状況では、形式的な処置にこだわらず、「早期搬送」に切り替えて急いで病院に向かう判断力が求められます。救急医療の現場では、技術だけでなく、状況を正確に判断し、適切な行動を取る能力も求められます。救急隊員の技術向上と適切な判断力の育成は、患者の生命を守るために不可欠な課題なのです。

救急隊員の知られざる実態

救急医療の現場には、一般にはあまり知られていない深刻な問題が潜んでいます。それは、救急隊員の実力差です。**個々の救急隊員のスキル不足が、患者の予後に大きな影響を与えることがあります。**

救急現場は文字通り生死を分ける瞬間であり、適切な処置ができるかどうかが患者の運命を大きく左右します。しかし、救急隊員による蘇生処置には、一定の限界があることを認識しておく必要があります。その主な原因は、実際に救急処置を行う機会、つまり「場数」の不足にあります。

現行の公務員による救急車の運営システムでは、出動回数に大きな地域差が生じています。東京や大阪といった大都市圏では、救急車のサイレンが鳴りやむことはありません。1日何十件もの出動をこなす救急隊員たちは、まるで「戦場」のような緊張感の中で、日々懸命にスキルを磨いています。

一方、静かな地方では状況が大きく異なります。全国平均で見ても1日当たりの出動回数は7～8回程度ですが、人口の少ない地域では1日にわずか1回程度。**出動回数の少ない地域に配属された救急隊員は、実践的なスキルを磨く機会が極めて限られてしまいます。**シミュレーターを使用した演習は行われていますが、生身の人間を相手にする実際の現場とは違います。

救急医療の技術は、実践の場でこそ磨かれるものです。結果として、同じ「救急隊員」という職務についていながら、配属された地域によって成長速度に大きな差が生じているのです。

この現実は、彼らの士気にも少なからず影響を与えかねません。さらに憂慮すべきは、この「格差」が、最終的に国民の生命を左右しかねないという点です。**救急医療の質は、全国どこにおいても均一であるべき**です。

救急隊員のスキル向上が求められる

２０２１年10月の法改正により、救急救命士は病院の救急外来でも処置を行えるようになりました。この変更により、**病院で働く救急救命士が圧倒的にスキルを磨く機会を得られるようになった**のです。救急隊員の中には、スキル向上のために病院で実習を行う者もいますが、残念ながらその数は十分とはいえません。

救急医療の質を上げるには、救急隊員の技術向上が不可欠です。彼らが確実に処置を行えるようになれば、医師の仕事もスムーズになり、何より救命率が上がるでしょう。私たち医師としては、救急隊員に、より高度な技術と判断力を身につけてほしいと強く感じています。「一発で決める」という表現は極端かもしれませんが、それぐらいの覚悟をもってスキルを磨いてほしい。各医療機関も、そのための支援を強化していく必要があるでしょう。

救急現場での処置は、患者の命に直結する重要な判断と技術が要求される、非常にプレッシャーの大きい仕事です。全国どこでも均質で高度な救急医療を提供できるよう、システムの見直しと継続的な訓練の充実が急務となっています。

救急指令室の内部

救急医療の質を向上させるためには、救急隊員のスキルアップだけではなく、効率的な指令システムと医療専門家からの適切な助言も欠かせません。その中心的な役割を果たすのが「救急指令室」です。

救急指令室の内部は、多くの人がテレビドラマや映画で目にしたことがあるような光景そのものです。たくさんの机が整然と並び、目の前にはずらっと100を超えるモニター画面が広がっています。そこには、東京都内を走る200台以上の救急車の位置情報がGPSで表示されています。各救急車が「どこに向かっているのか」「誰がどんな容体なのか」など、あらゆる情報が一元管理されているのです。

私は約10年にわたり、東京消防庁の救急隊指導医として、月2回ほど救急指令室に勤務していました。私は救急隊指導医の立場から、救急現場と医療機関をつなぐ橋渡し役を務めてきました。

指令室では、119番通報の内容を聞いたり、救急隊員から直接電話で連絡を受けて、適切な指示を出したりします。さらに、「助言要請」と呼ばれる相談にも応じます。これは、救急隊員から「この患者を搬送したほうがよいか、それとも容態が安定しているので自宅に帰してもよいか」といった判断を求められるものです。

救急隊指導医の役割とは

救急医療の現場では、患者の安全と適切な治療が最優先事項です。

救急隊員は、患者を自宅に帰した後に容態が急変すれば責任問題にもなりかねません。そのため、搬送の要否について医師の助言を仰ぐことが重要なのです。

たとえば、麻痺症状を訴える患者の場合、一般的には脳卒中を疑うでしょう。しかし、首から上に麻痺がなく、強い首の痛みを訴えるケースでは、脳外科ではなく整形外科が適切な選択かもしれません。

このような場面で、救急隊員から「脳外科と整形外科のどちらが適切でしょうか」という相談を受けることがあります。医師が的確なアドバイスを提供することで、救急隊員は患者を適切な医療機関へ搬送することができるのです。

救急車を正しく利用する方法

救急医療を取り巻く環境は、近年ますます厳しさを増しています。この問題は新型コロナウイルス感染症の流行以前から存在していましたが、パンデミックによってさらに顕在化しました。コロナ禍以前から続く問題として、救急車の不適切利用が挙げられます。その代表的な例が、タクシー代わりの利用です。経済的理由からタクシーを呼べず救急車を呼ぶ。また、病院の待合室で長時間待つことを避けるため、救急車で搬送されれば優先的に診察を受けられるだろうと考え、安易に救急車を呼ぶ。そんなケースが後を絶ちません。

一方で、日本社会の高齢化が進む中、救急車の需要は年々増加しています。

国の財政状況が厳しい中、救急隊の増設は患者数の増加に追いついていないのが現状です。その結果、**救急車の出動要請から現場到着までの時間は年々延びており、救急医療の現場は逼迫した状況**に置かれています。

このような背景から、「これくらいの症状で救急車を呼ぶのは悪いかしら……」と救急車の利用を控える患者さんもいるでしょう。本来なら早期に救急車を要請すべきケースでも、我慢してしまうことで、結果として症状が悪化したり、取り返しのつかない後遺症が残ったりするケースが報告されています。**本当に必要な人が適切なタイミングで救急車を利用できるようにする**ことが、現在の救急医療が直面する大きな課題となっています。

まずは「#7119」で聞いてみる

「救急車を呼んだほうがいい？」
「もう少し様子を見るべきなのかな……」

このように緊急度の判断に迷う場合は、まず「#7119」に電話をしましょう。医師・看護師・相談員が病気やケガの状態を把握して、緊急性について判断してくれます。このサービスは全国の約7割の地域をカバーしており、救急車を呼ぶべきか、病院を受診すべきか、どの診療科が適切かなどのアドバイスまでしてくれます。残りの地域でも、同様のサービスが独自の番号で提供されていることが多いです。また、小児科に関しては「#8000」という専用の相談窓口もあります。

ただし、明らかに緊急性が高い状況では、躊躇せずに救急車を要請すべきです。

●意識が朦朧としている、または正常な受け答えができない
●起き上がれないほど衰弱している
●頭痛、胸痛、腹痛など冷や汗をかくほどの強い痛みがある

これらの症状がある場合、相談の電話をする余裕はないと判断し、直ちに119番通報をしてください。

現場を混乱させる「救急車の不適切利用」

救急医療システムは、生命の危機に瀕した人を迅速に助けるために存在します。しかし、その目的とは裏腹に、時として思わぬ形で不適切な利用がなされています。

「救急です。どうされましたか？」
「ゴキブリが出たんです！」

この会話を聞けば、多くの人が苦笑せずにはいられないでしょう。とはいえ、これは実際にあった通報なのです。

救急車の本来の目的から外れた利用は、ゴキブリ退治の要請ほど極端ではないものの、日常的に発生している問題です。一見すると医療的な問題に見える場合でも、緊急性を要しないケースがあります。

鼻血は救急車の過剰利用が見られる典型的な例です。鼻血がなかなか止まらず最初は驚いて救急車を呼んだものの、到着時には症状が改善していることも少なくありません。患者の中には、特定の診療科にこだわる人もいます。耳鼻科での診察を強く希望し、それ以外の選択肢を受け入れないのです。

しかし、とくに夜間に診療可能な耳鼻科は限られており、東京でさえ数カ所の大学病院などに限定されています。にもかかわらず、「耳鼻科でなければダメだ」「近くの救命救急センターではダメだ」といった要求をする患者がいるのです。救急隊員は患者の希望に寄り添いつつ、救急指令室の医師に相談し、適切な対応を決定します。医師は、鼻血が止まっている場合は搬送の必要がないと判断したり、遠方の専門病院ではなく、近くの2次救急病院での受診を提案したりします。

救急車が1台しかない自治体も多く、不必要な出動や長時間の搬送により、本当に緊急を要する心臓発作や脳卒中などの患者への迅速な対応が妨げられる可能性があります。

救急車は、文字通り「救急」のためのものです。その1回の出動が、誰かの命を奪う可能性があることを、国民一人ひとりの心にとどめておく必要があります。

精神疾患患者の反復利用

精神疾患を抱える患者や、社会的に脆弱な立場にある人々による救急サービスの反復利用も大きな課題です。

たとえば、過量服薬による自殺未遂を繰り返す患者がいます。彼らの中には、本当に死ぬことを目的としているわけではなく、むしろ救急車で運ばれ、病院で処置を受けることで自分の存在を確認し、生きている実感を得ようとする人もいます。

同様に、リストカットを繰り返す患者にも、特殊な心理状態の人がいます。血を見ることで自分の心臓が動いていることを確認しないと、自分を肯定できなかったり、生きているという実感を得られなかったりするのです。

また、摂食障害の患者が大量に食事をした後、胃洗浄を目的として救急車を要請するケースもあります。

とくに問題なのは、**このような行動が習慣化し、月に10回も救急車を呼ぶような「常連患者」が存在することです。**これらの患者は、意識が朦朧としていたり、自傷行為の痕があったりするため、一般のタクシーでの搬送は難しく、必然的に救急車での搬送となります。結果として、**本来緊急性の高い患者のために確保されるべき救命救急センターのリソースが、これらの反復利用者によって占有されてしまう**のです。

ホームレス、「独居」高齢者の課題

ホームレスは、経済的な理由や衛生状態の問題から、多くの2次救急医療機関が受け入れを躊躇するケースが少なくありません。

結果として、本来なら軽症で対応可能な患者が、「最後の砦」である救命救急センターに搬送されることになります。救急隊員は、ホームレスの患者を受け入れてくれる医療機関を見つけるのに苦心し、「申し訳ありません」と言いながら、救命救急センターに搬送せざるを得ない状況なのです。独居の高齢者の問題も深刻です。足腰が弱く自力での移動が困難で、自家用車の運転もできず、身近に頼れる家族もいない。このような状況で、医療機関への受診が必要になった場合、救急車を「足代わり」に利用するケースが増えています。タクシーの利用を提案しても、経済的な理由で断られたり、夜間はタクシーの確保が難しかったりと、結局のところ救急車の要請につながってしまいます。

社会構造の問題

救命救急センターが対応する患者の約3分の1は、本来であれば救命救急センターでの対応が必要ではない患者です。

この中には、精神疾患の患者、ホームレス、高齢の認知症患者なども含まれます。こうした患者グループが、結果として膨大な医療費を消費し、救命救急センターを疲弊させているのです。結果として、救急車の本来の目的である「緊急時の搬送手段」から逸脱し、「公共の移動手段」としての役割を担わせることになっています。

しかし、単純に「不適切な利用」と片付けるわけにはいきません。というのもこの問題の背景には、高齢化社会における独居老人の増加、貧困問題、公共交通機関の不足など、より大きな社会的課題が存在するからです。

救急車の不適切利用は、単に個人のモラルや意識の問題ではなく、社会全体の構造的な問題の表れです。

この問題の解決には、医療、福祉、行政、そして市民社会全体が一体となって取り組む必要があります。救急車が「最後の砦」ではなく、本来の緊急時の搬送手段として機能できるよう、社会全体でのサポートシステムの再構築が求められているのです。

「救急民営化」は実現可能なのか？

救急医療の質を向上させるための一つの解決策として、「救急サービスの民営化」を真剣に考える必要があります。

消防の民営化は、その特性上、難しい面があります。消防士は火を消すプロフェッショナルですが、火を消して収益を生み出すことは困難だからです。直接的な利益を得られるわけではないので、ビジネスモデルとしては成立しづらい。一方で、救急に関しては大きな可能性を秘めています。

私の病院では、すでに民間の救急救命士を採用し、独自の救急車両を所有しています。救急救命士たちは普段、病院内のＥＲ（救急外来）で実践的な技術を磨き、緊急時には即座に出動できる態勢を整えています。この方式の大きな利点は、行政の救急隊と比較して、より高い確率で点滴などの処置を成功させられることです。**民間の救急救命士たちは、日々の病院業務を通じて、より多くの症例に触れ、技術を磨く機会に恵まれている**からです。

救急救命において重要なのは、現場での処置の成功率です。

心停止の患者に対して、現場で適切な蘇生処置を行い、心拍を再開させることができれば、その後の予後は劇的に改善します。心拍が再開すれば、血液が脳や心臓、そして体中に巡り始めます。これは回復への大きな一歩となります。心停止のまま10分や15分かけて病院に搬送されるよりも、**現場で蘇生に成功してから搬送する方が、患者の予後は圧倒的に良くなる**のです。

つまり、**高度な技術を持つ救急隊が現場で迅速かつ効果的な処置を行うことが、患者の生存率と回復の質を大きく左右する**のです。

高度な訓練を受け、日常的に救急処置の実践を行っている民間の救急救命士たちが、より多くの現場に出動できるようになれば、救急医療の質は確実に向上するでしょう。

民間参画で変わる救急医療

救急医療の現場に立つ私たちの目的は一つ、より多くの命を救うことです。そのためには、現状に満足せず、より効果的なシステムを追求し続ける必要があります。民間救急サービスの拡大は、その重要な一歩になるでしょう。

現状を改善するには、民間の力を活用する新しいモデルの導入が必要です。**救急救命士が日常的に地域の病院で働きながらスキルを磨き、緊急時には救急車に乗って出動するシステム**です。地域の病院で働きながら経験を積み、必要に応じて出動する。こうすれば、救急隊員のスキルの維持向上と地域の救急対応の両立が可能となります。

さらに一歩進んで、官民一体型の救急サービス、地域によっては民間主導の救急サービスの導入も視野に入れます。これは単なる民営化ではなく、地域の実情に即した最適な救急医療体制の構築を目指すものです。現行のシステムを変えなければ、本来救えるはずの命が失われ続けてしまう可能性があります。

より多くの命を救うためには、現行の公務員主体のシステムにこだわらず、民間の力も積極的に活用することが有効でしょう。地域の実情に合わせた柔軟な救急医療体制を構築していくことで、救急医療のさらなる進化が期待できます。

このような官民連携のアプローチが、私たちの社会が直面する救急医療の課題を解決し、一人でも多くの尊い命を救うことにつながっていくのではないでしょうか。

第2章

医師が明かす延命治療の真実

「生きる意味、死ぬ覚悟」を改めて問う

あなたにとって、「生きている」とは、どのような状態ですか？

自分の意志で動くこと、周囲とコミュニケーションが取れること、それとも単に心臓が動いていることでしょうか。

医療技術の進歩により、「生きている」の定義はより曖昧になっています。無数の管や機械に囲まれ、話すことも食べることもできず、ただ病院のベッドに横たわる。その姿は、私たちが思い描く「生きている」状態とは、あまりにもかけ離れているのではないでしょうか。

現代医療が私たちに突きつける「延命」の現実は、時に残酷で、多くの人が想像する「生」とはかけ離れたものです。医療現場では、日々この「生」の定義に関わる難しい判断が求められています。

延命治療とは、自力で生命機能を維持できない患者に対して行われる医療行為のこと。

自分で呼吸ができなくなった患者に人工呼吸器をつけ、口から栄養を摂れなくなったら、胃ろう（お腹に直接栄養を送り込む穴）を作り流動食を投与する。さまざまな医療技術や装置を用いて生命を維持します。

本章では、「延命治療」の裏側にある家族の葛藤や、医療現場の厳しい現実をありのままにお伝えします。

生命維持装置で生きるということ

延命治療にはさまざまな方法がありますが、その中でも人工呼吸器の使用は患者の生活に大きな影響を与えます。人工呼吸器を装着する場合、初めは口から肺のほうまで管を通しますが、わずか2週間ほどで、分泌物が固まったり癒着したりと弊害が出てきます。

そうなると、今度は「気管切開」が必要です。喉に穴を開け、そこに人工呼吸器の太いチューブを挿入する手術を行います。もはや口から呼吸することはできず、その人工的な穴を通して肺に空気が送り込まれます。

次に、栄養摂取の面で問題が生じます。自力で食事ができないため、鼻から胃にチューブを入れて、そこから流動食を流し込みます。これも長期間続けると、見た目も悪くなり感染症も併発しやすく、さまざまなトラブルが起こります。

すると今度は、胃の内側から腹壁に穴を開け「胃ろう」を造設するのです。腹部に開けられた穴から、1日3回の流動食を注入する生活になります。**口から食べるという食事の喜び、味わう幸せは失われ、ただ生きるための機械的な栄養補給に変わってしまいます。**

点滴や人工呼吸器、脈拍や血圧を調べるチューブ、胃ろうなど、意識もないままベッドでたくさんの管につながれた状態の患者を「スパゲティ症候群」と呼ぶことがあります。まるでパスタの皿のような光景だからです。口に出せば非情に聞こえるかもしれません。しかし心の奥底では、「自分や家族がこのような状態になるのは避けたい」と多くの人が感じるのではないでしょうか。

実際にこの状態を目の当たりにした家族の心中は、とても複雑です。大切な人の命が続いていることへの安堵感と同時に、「これは本当に本人が望んだことなのだろうか」という疑問が頭をよぎるでしょう。

見つからない転院先

厄介なのは、医療制度の問題から**3カ月ごとなど、定期的に転院先を探さなければならない場合が多いことです。**

人工呼吸器を装着した植物状態の場合、転院先を見つけるのは非常に困難です。家族は単に「病院に全部おまかせ」というわけにはいきません。家族も巻き込まれ、大きな責任を負うことになるのです。対応可能な転院先を探してリストアップし、候補が見つかったら面談に行き、説明を聞く。転院先を見つけるのも困難な上、明確な終わりが見えない状況は、精神的にも肉体的にも大きな負担となります。時には、「地獄のようだ」と表現されることもあり、支えるはずの家族が自殺してしまうケースさえあるのです。

延命治療は、医学の進歩がもたらした生命維持の技術です。**大切な人に「少しでも長生き**

してほしい」という気持ちから選んだ道が、大切な人を苦しめることにもなりかねません。

延命治療について考えることは、自分自身の最期、大切な人の最期を考えることです。患者本人の意思、家族の心情、そして社会の在り方。これら全てを考慮に入れ、私たちは「生きること」の意味を今一度、真剣に問い直す必要があるのではないでしょうか。

「蘇生を試みない」という選択肢もある

DNARは"Do Not Attempt Resuscitation"の略で、**「蘇生を試みないでください」**という患者の意思表示を意味します。以前は"Do Not Resuscitate"（DNR）が使われていましたが、これでは蘇生する可能性が高いケースも「蘇生処置を行わない」との印象を持たれやすいため、現在は主にDNARが用いられています。

具体的には、**「蘇生を試みない」とは、心臓が止まっても心肺蘇生を行わないこと**を意味します。

心肺蘇生には胸骨圧迫（心臓マッサージ）、電気ショック、血圧が下がってきたときに使う昇圧剤（強心剤）の使用などが含まれ、身体に大きな負担がかかります。これらの処置により心臓は動き始めても、意識が戻らず植物状態になり、数カ月や数年単位で死を迎えることもあります。

ＤＮＡＲの決定には、十分な説明と慎重な意思確認が必要です。しかし、**実際には説明不足のまま同意を求められることがあります。**一部の医療現場では、看護師が「手のかかる高齢者はＤＮＡＲを早く取るように」と医師を急かすケースさえあります。これは、「治療方針が明確でないまま高齢患者の状態が急変した場合、私たちが大変な目に遭うのだから」という懸念が根底にあるからです。

とはいえ、ＤＮＡＲは看護師に言われて取るものではありませんし、看護師のために取るものでもありません。患者本人と家族の意思で、しっかりとＤＮＡＲの意味や延命治療のメリット・デメリットを理解した上で、決める必要があります。

DNAR患者の知られざる処遇

残念ながら、**一般的にDNAR患者は、医療スタッフ、とくに看護師たちからあまり大切にされない傾向があります。**

これには、人員不足や業務の優先順位付けの問題、そしてDNARに対する誤解などあらゆる要因が影響しています。決して望ましい状況ではありませんが、実在する問題なので、しっかりお伝えしたいと思います。

背景には、**DNAR患者に万が一、何か問題が起きたり、治療や看護の処置に不備があったりしても「訴えられるリスクが低い」という認識があります。**

本来なら定期的に様子を見るべきところ、1日1回ちょっと顔を見にいってオムツ交換をするだけなど、最低限の関与で済まされることが多くなります。看護師にとって「手を抜ける」患者として認識され、病状の変化に対する対応が遅れても許容されるような扱いを受けることもあります。

また、病室の配置も、病棟の一番奥という場合がしばしば見られます。手厚いケアが必要な患者を看護ステーションに近い場所に配置する必要があるためですが、結果としてＤＮＡＲ患者への目が行き届きにくくなる可能性があります。看護師の立場からすると、ＤＮＡＲではない患者の場合、常に緊張感を強いられます。状態が悪くなったらすぐに発見し、医師を呼んで対応しなければならないからです。

そのため、できれば高齢の患者には、ＤＮＡＲの「お墨付き」を早めに取りたいと思ってしまうのです。決して良いことではありませんが、人員不足で逼迫している現場の本音としてはそういう考えもあるのです。

DNARは「何もしない」という意味ではなく、あくまで「急変時の苦痛を伴う延命治療や植物状態につながりかねない蘇生処置を控える」という選択肢にすぎません。それ以外の日常的なケアや症状緩和は通常通り行われるべきなのです。

全国民が知っておくべき「DNAR」の本質的な意味

ここで重要なのは、BSC（ベストサポーティブケア）の考え方です。**急変時に苦痛を伴う処置はしないものの、それ以外の検査や治療、緩和ケアなどは一生懸命行い、患者の要望に真摯に向き合います。**

たとえば、肺炎で酸素濃度が低下した場合、人工呼吸器は使用しませんが、酸素マスクや鼻カニューレなど負担の少ない方法で酸素投与を行います。同時に肺炎の原因である細菌に対して、抗生物質で積極的に治療し苦痛に対しては鎮痛剤を適切に投与する。これらは過度な身体的負担や植物状態になるリスクは避けつつも完治を目指し最善を尽くして行われます。

「高齢だから……」は間違い

医療現場では時として、「高齢者は問答無用でDNARに決まっていますよね」というような態度が見られます。このような考え方では、患者一人ひとりのニーズを見逃しかねません。高齢者であっても、個々の状況は大きく異なるからです。

高齢者の中には、自宅での生活が自立しており、認知機能も正常、家族のサポートも十分に得られている方がいます。そのような場合、病状によっては延命治療を行うことで50％以上の確率で回復の可能性があるかもしれません。

さらに、経済的に余裕があり、家族が3カ月ごとの転院にも協力できる状況であれば、たとえ50％の可能性であっても、「できる限りの治療を」と希望する家族の声に耳を傾けるべきでしょう。

このような場合、**単なる延命ではなく、むしろ治癒を目指した積極的な治療と捉える**ことが適切です。たとえば、肺炎による酸素飽和度の低下に対し、一時的に人工呼吸器を使用することで危機を乗り越えられるケースがあります。その後、投薬治療の効果により徐々に肺の状態が改善し、最終的には人工呼吸器を外して元の状態に回復することも可能です。

しかし現実には、こういった個別のケースを十分に考慮せず、「高齢だからＤＮＡＲ」と簡単に決めつけてしまう傾向が見られます。この背景には、ＤＮＡＲにすれば責任や手間が軽減されるという、医療者側の都合が潜んでいる可能性も否定できません。

ＤＮＡＲ患者の人権を守る

ＤＮＡＲの患者が必ずしも「意識がない」というわけではありません。普通に会話したり、肺炎で酸素吸入をしながらでもコミュニケーションが取れたりする患者もいます。にもかかわらず、**ＤＮＡＲという指示があるだけで、あたかも人権が一段階低下したかのような扱いを受けることがある**のです。

もちろん、全ての看護師や医療機関がこのような対応をしているわけではありません。患者の尊厳を最後まで大切にし、ＤＮＡＲの本質を理解した上で適切なケアを提供している素晴らしい看護師や病院も多く存在します。

しかし残念ながら、**ＤＮＡＲに対するネガティブな認識や不適切な対応が、日本の医療文化の中に根強く残っているのも事実**です。

日本の医療は、ＤＮＡＲの取り扱いにおいて欧米諸国に比べて遅れていると言わざるを得ません。欧米では、患者の自己決定権や尊厳死の概念が早くから浸透しています。それに比べ、日本ではまだＤＮＡＲの本質的な意味や、それを選択した患者へのケアの在り方について、十分な議論や教育が行われていないのが現状です。

このような状況を改善するためには、ＤＮＡＲの本質的な意味を正しく理解することが重要です。延命などの苦痛を伴う処置はしないという選択をしても、それ以外のことは１人の人間として真摯に向き合い、さまざまな要望に応えるべきです。ＤＮＡＲの選択は、本人や家族にとって非常に重い決断です。医療者はその決断を尊重しつつ、最期まで人間らしく生きることを支援する姿勢が求められます。医療現場の意識改革とともに、患者や家族への適切な情報提供と意思決定への支援が、今後の日本の医療において重要な課題となるでしょう。

「人生の質」vs.「生命の長さ」

人生観や価値観、最期をどのように迎えたいのかを具体化するのに役立つのがACP(Advance Care Planning)です。

ACPとは、**「急変時における延命治療方針」**で、心臓が止まったとき人工呼吸器をつけるのか、食事が取れなくなったとき胃に管を通して栄養を取るのかなどを、元気なうちに考えておくことです。命の危険が迫った状態になると、約7割の人が医療や今後のケアについて自分で意思決定ができなくなるといわれています。いざというときに慌てないよう、事前に家族や医師と話し合い、その内容を記録しておきましょう。

ACPは、医療チームとの相談を通じて決定するものであり、素人が一人で簡単に決められるものではありません。

長い時間をかけて多くの人と話し合って決めた方針は、突然の事態に気が動転したからといって、簡単に覆すべきではありません。**冷静なときに決めた方針を優先することが、後悔のない意思決定につながります。**

医療者側も、多職種でしっかりと議論し、患者本人やその家族がよく考えた上で文書化した「事前指示書」を作成している場合は、あえて別の提案はしません。

とはいえ、「事前指示書」の内容を、そのまま絶対的な方針として採用するわけでもありません。たとえば、本人や家族から「蘇生はしないでほしい」と強い要望があったとしても、常に状況に応じた適切な医療やケアについて考えていきます。50代の方で「延命は一切望まない。植物状態になるくらいなら、無駄な医療費はかけないでほしい」という考えをお持ちの方がいたとしても、まだ助かる可能性が高い状況であれば、医療者側も慎重に対応します。まず、担当医師を中心に看護師やリハビリスタッフなど多職種の医療チームで議論を重ね、その後、臨床倫理委員会で十分に話し合った上で、最終的な治療方針を決定する。この過程で、患者が事前に示した意思と現在の医学的見通しを慎重に比較検討します。

「医学的には助かる可能性が十中八九ある」と、回復の見込みが高いと判断された場合は、必ずしも書面通りの対応はしません。患者の最善の利益を考慮し、家族とも相談しながら、適切な治療方針を決定していくのです。

逆のパターンもあります。

「できる治療は全部やってほしい」という要望があっても、状況があまりにも厳しい場合は「これはもう無理だと思います」とこちらから伝えざるを得ないこともあります。具体的には、目撃者がいない状態で発見され、すでに死斑が出て死後硬直が始まっているような場合です。

このような状況で処置を施すことは、苦痛を与えるだけで意味がありません。「事実上お亡くなりになっています。心肺蘇生をしても、ただ苦しむだけで全く意味がないのです」と説明して、家族に納得いただいた上で、その場で死亡確認をしたこともあります。

ただ、このような話し合いを熱心に行う医師もいれば、あまり重要視しない医師もいます。現状では、こうした取り組みは現場の医師の裁量に委ねられているので、対応にバラつきがあるのです。本来なら、国が旗振り役となって、全ての医師に一律にこうした取り組みを義務付けるべきではないでしょうか。そうすることで、患者が受ける医療サービスの質をより均一に保つことができるはずです。

高齢者にとっての**延命治療は、非常につらく、見ていて心が痛むようなものであり、それでいて助かる可能性はごくわずか**。もしものときに備えて、自分が延命治療を望まないことを家族に伝えておくことも大事です。

しかし、実際に家族がその意思を尊重し、「医療現場で主張できるか」は別問題です。そういう意味でも、ＡＣＰの「事前指示書」を書面としてしっかり残しておくことが賢明でしょう。

60歳で考える最期の治療

ＡＣＰ（急変時における延命治療方針）について考え始める適切な年齢は60歳か65歳くらいといわれています。この年齢を境に、急変のリスクが徐々に高まっていくためです。

とはいえ、ＡＣＰを考え始める時期は、単に年齢だけで決められるものではありません。同じ60歳でも、体力があり健康な人もいれば、すでにさまざまな健康上の課題を抱えている人もいるからです。

医療現場では患者の年齢と健康状態の両方を考慮して対応を決めています。60歳という年齢は、まだまだ元気で活動的な人も多い一方で、将来への備えを始めるよいタイミングでもあります。自分の人生を振り返りつつ、これからの生き方や最期の迎え方について考えを巡らせることは、決して悲観的なことではありません。むしろ、自分らしい人生の締めくくりを実現するための大切な一歩となるのです。

ＡＣＰについて具体的に考え始める際は、まずかかりつけ医に相談するのがよいでしょう。65歳以上であれば、地域包括支援センターも有効な相談先となります。介護保険の相談窓口でもあるため、介護保険の相談をしつつ、「ＡＣＰについても相談したい」と伝えれば、適切なチームと話をする機会が得られるでしょう。

書面での意思表示

ＡＣＰに関する意思表示は、「事前指示書」という書面で準備しておきましょう。救急隊が到着したときにも「延命処置は希望しないという書面があります」と伝えることで、適切な医療機関への搬送がスムーズになります。

現在、ＡＣＰの整備などは医療主体で進めていますが、延命処置に関する法的枠組みの整備は遅れています。たとえ本人が「延命処置はしない」という書面を残していても、法的な有効性はまだ曖昧なのです。

つまり、後から遠い親戚が現れて「本人は延命処置を望んでいた」と主張したら、法的根拠が乏しいために裁判で負ける可能性があるのです。**法整備が不十分なため、医療従事者は訴訟リスクを背負いながら対応せざるを得ない**状況にあります。

医療現場では、このリスクに対処するため、救急隊や家族とのやり取りを詳細にカルテに記録しています。どのような処置を施し、どのような説明をして延命処置を希望されなかったのかなど、医師一人ではなく、看護師や管理職、2～3人のチームでケアすることも大切です。

高齢者施設では、ACPの「事前指示書」を取得しているところもあれば、そうでないところもあります。また、入所時に一度同意書にサインをもらったきり、その後10年以上にわたって見直しがされていないケースも少なくありません。本来なら、少なくとも年に1回は定期的に意向を確認し直すべきです。

人の気持ちは時間とともに変化します。

たとえば、施設に入所した当初はまだ元気で「フルコースの治療を望む」と書いていた人も、10年後には衰弱が進み、寝たきりになっているかもしれません。そんなとき、改めて本人の意向を尋ねれば「もう延命治療はいらない」と気持ちが変わっている可能性があります。

ところが、多くの施設では一度取得した同意書をそのまま使い続け、定期的な見直しを怠っています。「事前指示書」の取得を一時的なイベントではなく、継続的なプロセスとして位置づけ、状況の変化に合わせて柔軟に更新していく仕組みが求められています。

大切な人の「もしも」のとき

心停止の中でも心臓が痙攣を起こしているような場合、電気ショックを与えると正常なリズムに戻ることがあります。心電図の波形によっても蘇生率は変わってきます。ただ、高齢者の場合、心肺停止から時間が経過していて、もはや心電図が全く反応を示さないようなケースでは、「蘇生の可能性はほぼない」といえるでしょう。

医師から「これ以上の処置は苦痛を伴うだけで、効果はほとんど期待できません」と告げられたとき、「もう十分です。安らかに旅立たせてあげたい」と決断するか、それとも「諦められないから、他に何かできることはないですか？」と懇願するか。

この難しい選択を迫られたとき、もし本人の意思が事前にわかっていたら、どれほど心強いでしょうか。

「痛みを伴う処置はしないでほしい」とか、「できる限りのことをしてほしい」など、本人の希望が明確であれば、家族も迷わずに決断できるはずです。これが、ACPの大切さであり、医師も患者本人の意思を尊重した治療を行うことができます。家族も、突然の決断を迫られるストレスから解放されるでしょう。

人生の最期の瞬間は、しばしば予期せぬ形でやってきます。**突然の事態に、家族全員が即座に集まれるとは限りません。**

実際に「もうすぐ到着する」「30分後には来られる」という状況はよくあります。あるいは、1人の家族が到着していても、「もう1人の家族を待ってから最終的に決めたい」というケースもあります。

とはいえ、心肺蘇生の成否を分けるのは、最初の5分から10分ほどの間なのです。30分もの間、蘇生を続けたところで、助かる見込みはほとんどありません。むしろ、胸骨圧迫により肋骨が折れるなど、本人にとってはかなりの苦痛や負担になる可能性があります。意識がない状態とはいえ、最期の瞬間まで苦痛を感じ続けているかもしれません。

そのようなときは、家族の気持ちを汲みつつも、あまり無理をせず、さりげなく処置を控えめにするといった配慮も必要になることがあります。実際、こうした対応は救急隊員の間でも水面下で行われていることなのです。

このようなケースでも、もし事前に家族で話し合いができていれば、万が一のとき、他の家族と連絡が取れなくても、患者本人の意向は共有できているはずです。ACPは、こうした切迫した状況での道しるべとなるのです。

突然やってくる家族や自分自身の「もしも」のとき。大切な人を苦しめないように、希望する医療やケア、最期の迎え方などを具体化して示しておきましょう。

他国の終末期医療はどうなっているか？

欧米や北欧諸国は人権意識が高く、終末期医療に対するアプローチが日本とは異なります。たとえば、欧米では一般的に、「胃ろう」による延命治療は行われません。

理由の一つは、保険適用外であることです。月に100万円程度の費用を自己負担できる裕福な人々を除いて、この選択肢は現実的ではないからです。

その代わり、口から食べられなくなった患者に対して、徹底的なリハビリを行います。嚥《えん》下《げ》機能を改善するためのリハビリに力を入れ、可能な限り口から食事ができるよう治療を続けるのです。その結果、流動食程度なら口から摂取できるようになることも珍しくありません。

口から食事を摂ることができれば、それだけで生きる喜びや意欲が生まれます。

欧米の終末期医療は、「生命の延長」よりも「残された時間をいかに質高く過ごすか」に重点を置いているといえるでしょう。

徹底的な嚥下のリハビリを行っても食事が困難な場合、彼らの対応は日本以上に潔いものがあります。胃ろうや過度の延命処置は、むしろ患者の尊厳を損なう「虐待」に等しいという見方すらあるからです。保険適用外であることも相まって、このような処置を希望する患者は極めて少数派です。食事が摂れなくなり、点滴も行わない場合、通常1~2週間程度で患者は亡くなります。これを寿命として受け止め、「天に召される」という表現で死を穏やかに受容するのです。

なぜ、日本ではリハビリより胃ろうなのか

日本では、嚥下のリハビリより「胃ろう」を選択する傾向が強いのはなぜでしょうか。

この背景には、いくつかの要因が絡み合っています。とくに医療システムの構造的な問題として、リハビリ専門職の配置状況が関わっています。

リハビリの分野には、主に3つの専門職があります。まず、「立つ」「歩く」などの基本的な動作能力の回復を担当する理学療法士（PT）。次に、日常生活で必要となる「食事」「字を書く」など応用的動作の回復を支援する作業療法士（OT）。そして、言語や嚥下機能の回復を専門とする言語聴覚士（ST）です。

理学療法士は、ほぼ全ての病院に配置されています。脳卒中や整形外科疾患などの患者を

支援する作業療法士も比較的多くの病院で見かけます。一方で、言語や嚥下機能を扱う言語聴覚士となると、その数は激減します。大規模病院や一部の専門病院を除けば、言語聴覚士を雇用している医療機関は非常に少ないのです。

高齢化社会が進む日本において、誤嚥性肺炎は高齢者の健康を脅かす重大な問題です。本来なら、高齢者を多く受け入れる老人病院など、高齢の方が誤嚥性肺炎を起こして運ばれるような病院こそ、言語聴覚士がいて、嚥下の訓練をしっかりと行うべきです。ところが皮肉にも、そういった病院ほど言語聴覚士が不在であることが多いのです。

それは、**言語聴覚士の認知度がまだまだ低い上に圧倒的に人手不足だから**です。この状況は、日本の医療の現実として、早急に改善すべき問題点の一つといえるでしょう。

言語聴覚士の不足は、結果として胃ろうの選択につながりやすくなります。なぜなら、適切な嚥下リハビリテーションを提供できない環境下では、誤嚥性肺炎のリスクを軽減するための代替手段として胃ろうが選択されやすくなるからです。

欧米の終末期医療の考え方を参考にしつつ、日本の医療システムの中でいかに患者の尊厳を守り、質の高い終末期ケアを提供できるかを、社会全体で真剣に考える必要があります。そのためには、言語聴覚士の増員や適切な配置だけでなく、各家庭での終末期医療に対する考え方の見直し、医療従事者の教育、そして患者や家族への適切な情報提供と意思決定支援など、多角的なアプローチが求められるでしょう。これらの取り組みを通じて、日本の終末期医療が患者の尊厳と生活の質を最優先に考える方向へと進化していくことが期待されます。

高齢者が望む医療は「ピンピンコロリ」

高齢者が望む医療について、一般的な認識と医療現場で実際に感じることには、しばしばギャップがあります。

日本社会では長年、患者に対して「できる限りの医療」を提供することが美徳とされてきました。この文化的価値観が、高齢者医療に対する一般的な認識に影響を与えているのかもしれません。世間一般に、高齢者は延命治療を希望し、人工呼吸器や胃ろう、透析などの高度な医療処置に固執し、医療費を無駄遣いしているという見方があります。この認識に基づいて、一部の識者たちは、高齢者医療の見直しや終末期医療の在り方を往々にして主張しています。

しかし、医療の現場から見ると、実態は異なります。高齢の方が外来に来られた際、「もし何か急に起こった場合、延命治療や管をつけたりすることを希望されますか？」と尋ねると、ほぼ１００％の方が「そんなことはしないでほしい」と答えます。**高齢者のみなさんが望んでいるのは「ピンピンコロリ」なのです。**

私は、「1分1秒でも心臓だけでも動かして生かしてください」と言ってくる高齢者を見たことがありません。実際には、**患者本人ではなく、その家族が延命治療を望むケースがほとんどです。**

自分と家族を守るためにやっておくべきこと

医療現場における患者と家族の権利を守るためには、事前の準備と知識が不可欠です。延命治療の是非だけでなく、通常の治療や苦痛緩和についても明確な意思表示をしておきましょう。

たとえば、「延命治療は望まないが、苦痛を取り除く治療は通常通り行ってほしい」といった具体的な要望をはっきり伝えることで、医療スタッフに患者と家族の意向を理解してもらえます。

このような姿勢は、医療者側に**患者家族の知識レベルの高さを示し、より丁寧で人道的な対応を引き出す効果があります**。「落ち度があったときに訴えられるかもしれない」という意識が生まれ、結果として患者をまともな一人の人間として扱う可能性が高まります。つまり、**知識を持つことが、より親切で適切な対応を引き出す鍵**となるのです。一方で、知識不足のまま「全ておまかせします」と言ってしまうと、好意的に捉え頑張って治療してあげようと思う医師も多い反面、最悪の場合、人権を無視されるような対応を受ける可能性もあります。

「胃ろうを勧める病院は少し古いと聞きました。嚥下機能を改善するリハビリをしていただけますか？」と患者側から提案することで、病院側の対応を変えることができるかもしれません。また、はっきりと「この病院でできないなら、転院させてください」と言うことで、病院側に「選ばれない」という危機感を与え、今後のより良いサービスの提供につながる可能性があります。

このように、**患者側が医療の知識を身につけ、適切な要求をすることで、古い慣習に縛られた医療現場を導いていく**新しい動きが生まれていくのです。

無意味な心臓マッサージ

救急車内での胸骨圧迫には、２種類あることをご存じでしょうか。

患者本人や家族から「蘇生処置は必要ありません」と確認が取れた場合、救急隊は救命救急センターではなく2次救急の病院に患者を搬送します。しかし、その際も形式上は「心臓マッサージ（胸骨圧迫）を行わなければならない」という決まりがあるのです。

そこで救急隊員は、一応胸骨圧迫を行うのですが、本気で助けるための強い圧迫ではなく、あくまで形式的に軽く行うだけのこともあります。胸骨圧迫は患者にとって苦痛を伴う処置であり、肋骨が折れるほどの強い力が加わらないように配慮しているのです。

本気で救命を目指して行う本格的な胸骨圧迫と、規則上やらざるを得ない形だけの胸骨圧迫が存在します。しかし、そんな見せかけの胸骨圧迫に何の意味があるのでしょう。無駄な処置以外のなにものでもないのです。

ここも迅速な法整備が求められる部分です。延命治療を望まないのであれば、形ばかりの胸骨圧迫を義務づける必要はないはずです。

社会を治す取り組み

国会では、こうした大事な問題についての議論を避け、裏金問題などの追及ばかりに時間を費やしています。その結果、経済を含め日本社会は30年間停滞したままなのです。尊厳死のような重い話題は国民の関心を集めにくく、政治家の支持率にも直結しないため、なかなか議論が進まないのでしょう。

法整備が遅れていても、医療団体や看護団体などが中心となり、尊厳死に関するガイドラインを整備し、社会的コンセンサスを得ようと努力しています。これは非常に重要な取り組みであり、本来であれば、こうした問題について国会で議論を尽くし、法整備を進めるべきなのです。国民の生命や尊厳に関わる大切な問題だからこそ、政治の場できちんと議論し、法的な枠組みを整えていくことが求められます。

私が医師という立場でありながら、政治活動も行ってきたのは、**医療現場の問題を根本的**

に解決するには、国の仕組みを変えていく必要があるからです。

尊厳死の問題に限らず、国民の生命と尊厳に関わる重要な課題に対しては、社会全体で議論を重ね、適切な法整備を進めていくことが不可欠です。私たち一人ひとりが、こうした問題に関心を持ち、声を上げていくことが、よりよい社会の実現への第一歩となるのです。

第3章

医療現場の「常識」と「非常識」

ランキング、手術実績……。表面的な「数字」を鵜呑みにするのは危険

医療は私たちの生活に深く関わる一方で、現場の実態はあまり知られていません。**医療現場には、患者の目には触れにくい「暗黙の了解」や「医療現場の常識」が存在します。**

より良い医療を受けるためには、制度改革を求めるだけでなく、医療の内側を理解することも重要です。患者と医療者の間の相互理解が深まれば、より良いコミュニケーションにつながるからです。本章では、普段はあまり語られることのない「医の世界の裏側」について、率直にお伝えしようと思います。

受診前の情報収集

突然の発熱、長引く不調――。そんなとき、あなたはどのように病院を選んでいますか？

多くの人が直面する「病院選び」の悩み。外観や評判だけでは見えてこない病院の真の姿を知ることは可能なのでしょうか。

次ページの表は厚生労働省による「受療行動調査」のデータをもとに作成しました。この表から、**大多数の人々が医療機関を受診する前に何らかの形で情報を集めている**ことがわかります。実に、外来診療を受ける人の約80%、入院する人の82%以上が事前に情報を入手しています。興味深いのは、情報を入手している人々の**「情報源」**です。

最も頼りにされているのは「家族・友人・知人の口コミ」です。外来、入院共に7割前後の人々が、身近な人からの情報を重視しています。これは、**個人的な経験や信頼関係に基づく情報が、医療機関選びにおいて大きな影響力を持っている**ことを示しています。

次に多いのは、外来と入院で異なる傾向があります。外来の場合、4人に1人が「医療機関が発信するインターネットの情報」を参考にしています。

図表1　外来－入院、年齢階級別にみたふだん医療機関にかかる時の情報の入手先（複数回答）（基本集計）

（単位：%）　　令和2年

	総数	情報を入手している	情報の入手先（複数回答）										特に情報は入手していない	不詳
			医療機関の相談窓口	医療機関が発信するインターネットの情報	医療機関の看板やパンフレットなどの広告	行政機関の相談窓口	行政機関が発行する広報誌やパンフレット情報（医療機能情報提供制度など）	行政機関が発行する広報誌やパンフレット	医療機関・行政機関以外が発信するインターネットの情報（SNS、電子掲示板、ブログの情報を含む）	新聞・雑誌・本の記事やテレビ・ラジオの番組	家族・友人・知人の口コミ	その他		
外来														
総数	100.0	80.2（100.0）	(15.3)	(24.4)	(5.7)	(2.3)	(3.4)	(3.7)	(14.8)	(4.6)	(71.1)	(10.4)	17.0	2.8
0～14歳	100.0	90.3（100.0）	(9.9)	(44.4)	(4.0)	(3.0)	(5.9)	(2.7)	(32.5)	(2.0)	(75.7)	(5.2)	9.0	0.8
15～39	100.0	85.9（100.0）	(6.8)	(43.3)	(4.4)	(1.6)	(5.3)	(1.5)	(31.8)	(2.8)	(67.3)	(5.6)	12.6	1.6
40～64	100.0	83.7（100.0）	(10.0)	(38.0)	(5.2)	(1.8)	(4.9)	(2.7)	(23.0)	(4.5)	(71.4)	(9.1)	15.1	1.2
65～74	100.0	78.5（100.0）	(17.3)	(17.3)	(6.6)	(2.4)	(2.6)	(4.9)	(7.9)	(5.5)	(71.8)	(12.2)	19.1	2.4
75歳以上	100.0	76.5（100.0）	(21.6)	(9.3)	(6.1)	(2.7)	(1.5)	(4.7)	(4.9)	(5.0)	(71.1)	(12.4)	19.5	4.0
入院														
総数	100.0	82.5（100.0）	(27.1)	(16.5)	(6.9)	(5.4)	(3.2)	(4.1)	(10.5)	(5.5)	(69.5)	(12.4)	14.9	2.5
0～14歳	100.0	91.3（100.0）	(12.1)	(43.6)	(5.6)	(3.7)	(4.6)	(1.5)	(34.4)	(2.1)	(75.4)	(6.2)	7.9	0.8
15～39	100.0	87.8（100.0）	(8.1)	(46.4)	(4.1)	(1.6)	(5.7)	(1.7)	(33.2)	(3.2)	(72.7)	(5.4)	11.7	0.5
40～64	100.0	85.9（100.0）	(18.5)	(31.7)	(7.1)	(4.4)	(5.4)	(2.9)	(20.3)	(6.2)	(70.6)	(11.3)	13.1	1.0
65～74	100.0	83.8（100.0）	(27.2)	(13.5)	(7.6)	(5.0)	(2.7)	(5.0)	(7.5)	(6.5)	(68.8)	(13.5)	14.6	1.6
75歳以上	100.0	81.0（100.0）	(31.6)	(9.9)	(6.8)	(6.2)	(2.5)	(4.4)	(6.1)	(5.1)	(69.1)	(13.1)	16.1	2.9

注：年齢階級の総数には年齢不詳を含む。

出典：厚生労働省「受療行動調査」より著者作成

これは、病院のホームページや公式ＳＮＳなどが、一定の影響力を持っていることを示唆しています。一方、入院の場合は「医療機関の相談窓口」が２番目に多く、27％以上の人々が利用しています。より深刻な健康問題を抱える入院患者は、直接、医療機関と対話を持つことを重視しているといえるでしょう。

病院のホームページには、「患者さん中心の医療」や「丁寧な対応と適切な医療の提供」など、どこも素晴らしいことが書かれています。ただ、それが絵に描いた餅なのか、実践されているのかを見極めるのは至難の業です。

悪質な口コミ削除業者

多くの人が頼る口コミには、落とし穴があります。とくに、ネット上の評判は要注意です。ネットの口コミは、ノイジーマイノリティ（声の大きい少数派）の影響を受けやすいという特徴があります。１００人中99人が普通の対応を受けていても、１人が不快な思いをすれば、その１人の「怒りの声」が大きく響くのです。基本的に、**良い評価よりも悪い評価のほうが、**

影響力が強い傾向があります。

さらに厄介なのは、悪質な口コミ削除業者の存在です。「悪い口コミが出た後すぐに、口コミ削除業者から連絡が来る」というのは、医療業界ではよく聞く話です。業者の自作自演の可能性も否めません。

ある日、病院のネット評価に突然、「待ち時間が長すぎる」「対応が冷たい」など、悪い口コミが書き込まれるのです。そして間もなく、あやしい業者から連絡が入ります。「高額な料金さえ払えば、悪い口コミを削除して、良い評判のみに変えられる」というものです。つまり、**架空の口コミ評価をつくり出し、その解決策を売り込んでいる**のです。

医療従事者は往々にしてお人好しで、社会経験が乏しいこともあり、こうした業者の格好のターゲットになりがちです。

病院ランキングは信頼できるのか？

ネットの口コミの信頼性に疑問が浮かぶ中、病院選びの参考として時折目にするのが「病院ランキング」です。これらのランキングも完全に信頼できるわけではありません。

病院ランキングは、大きく分けて2種類あります。

一つは「広告収入を主な目的とするもの」。もう一つは、「客観的な基準に基づいて評価を行うもの」です。残念ながら、多くのランキングは前者に該当し、**掲載料を多く支払った医療機関が上位に表示される**傾向があります。

結果として、広告費をかけられる大規模病院がランキング上位となる一方で、実際に質の高い医療を提供していても、広告費をかけない病院は掲載されにくい状況が生まれています。医療の質とは無関係に、広告費の支出のみでランキング上位に登場する病院も存在するのです。

ただし、多くの大規模病院が広告に力を入れており、ランキング上位の病院が必ずしも劣悪というわけではありません。ただ、ランキングだけで病院を判断したり、ネットの情報を鵜呑みにしたりしないよう注意が必要です。

「手術実績」はつくられる⁉

病院の評価によく使われる指標として、手術実績や生存率があります。しかし、これらの数字は必ずしも病院の真の実力を反映しているとは限りません。

良い病院ほど、難易度の高い手術に挑戦する傾向があるため、統計上の手術成績が低く出てしまうことがあるのです。一方で、容易な手術のみを行う病院は高い成功率を示せるため、一見すると優れた病院に見えてしまう可能性があります。

医療広告には「手術実績№1！」というような誇大広告はできない規制があるものの、症例数などのデータの提示方法には裁量の余地があります。**都合の良い症例のみを選んで発表したり、難易度の低い手術を多くこなして成功率を上げ、それを大々的に掲載したりすることも可能**です。

皮肉なことに、真摯に医療に取り組む病院ほど、統計上の成績が悪く見えてしまう可能性もあります。難しい症例に積極的に取り組むほど、成功率が下がってしまうからです。

しかし、本当に難しい症例や希少な疾患の治療が必要な場合、そういった病院こそが最適な選択肢となる可能性が高いのです。

表面的な成績だけを追求する病院では、難易度の高い症例を受け入れないことで見かけ上の成績を維持しようとする傾向があります。表面上の数字だけでは病院の真の実力を判断することは困難です。病院選びの際には、このような背景を理解した上で、多角的な視点から評価することが必要でしょう。

信頼できる病院に出会うための心得

ネットの口コミも「病院ランキング」も、あまり信用できない……。このような状況下で、どのように信頼できる病院を探せばよいのでしょうか。

最も信頼できるのは、ネット以外の口コミです。具体的には、その病院を受診した友人や知人からの情報が一番よいでしょう。友人や知人の実体験は、ランキングや匿名の口コミよりはるかに信頼性が高いからです。

とはいえ、医療の質は「ガチャ」のようなもので、同じ病院でも、担当する医師や看護師によって、印象は大きく変わります。**ある患者にとっては素晴らしい病院が、別の患者にとっては最悪の病院になることもある**のです。

さらに、個々の患者の状態や期待も、病院の印象に大きく影響します。患者自身の性格や価値観によっても、医療サービスの評価は変わってくるでしょう。自分の状況や優先事項と照らし合わせて情報を解釈することも大切です。

最終的には、実際に病院を訪れて雰囲気を感じ取ったり、可能であれば診療を受けてみたりすることが、自分に合った病院を見つける最善の方法かもしれません。医療は非常に個人的なことなので、自分自身との相性が最も重要なのです。

知り合いの医療従事者を探す

医療の世界で信頼できる情報を得るには、内部の視点が非常に有益です。もし、身内や知人に医療従事者がいれば、貴重な情報源となるでしょう。

たとえば、検討中の病院について、そこで働く知人や、その病院と関わりのある医療関係者から話を聞けると、公式情報だけでは得られない実際の様子を知ることができます。

もちろん、個人的なつながりがない場合でも、公的なウェブサイトや病院の窓口で情報を得ることは可能です。しかし、現場で働く人の率直な意見は、病院の雰囲気や医療の質について、より現実的な姿を教えてくれるでしょう。

とはいえ、「身内や知り合いに医療従事者がいない」という方も多いでしょう。医師や看護師に限らず、リハビリ専門職や事務職員、病院の受付スタッフなども医療に携わる重要な存在です。

視野を広げてみると、身近なところに医療従事者がいることは珍しくありません。たとえば、飛行機内で急病人が出た際でも、十中八九医師が乗り合わせています。「石を投げれば医者に当たる」と言われるくらい、意外と多いものなのです。困ったときは視野を広げて、友人の親戚や知人の知人など、広く声をかけてみるとよいでしょう。

良い病院はココが充実している!

「この治療って本当に必要なのかな……」

「もしかしたら、他の治療法があるかもしれない」

医師の説明を聞いても、どこか腑に落ちない。そんな経験はないでしょうか。

本当に信頼できる病院は、あなたの疑問や不安に真摯に向き合ってくれます。病院選びは、人生を左右するかもしれない重要な決断です。

きれいな設備に最新の医療機器が並んでいるだけでは、良い病院とは言えません。違和感を覚えたら、遠慮せずに質問しましょう。

たとえば、誤嚥性肺炎後の嚥下リハビリの可能性など、専門的なことを尋ねるのも有効です。医師や看護師の反応を見れば、その病院の専門性や患者への姿勢が見えてきます。理想的な病院では、インフォームド・コンセント（医師と患者との十分な情報を得た上での合意）が徹底されています。治療のメリットとデメリットを丁寧に説明し、あなたや家族の同意のもとで治療方針を決めるのです。

「多職種連携」も重要なポイントです。医師、看護師だけでなく、理学療法士、作業療法士、言語聴覚士、ソーシャルワーカー、栄養士など、さまざまな専門家がチームとしてあなたのケアに関わっているか確認しましょう。多角的なアプローチは、患者の総合的なケアを可能にし、より良い治療結果につながります。

とくに気をつけたいのが、リハビリの充実度です。「土・日・祝日はリハビリをやっていません」と平然と言う病院は避けた方がよいでしょう。**高齢者にとって、2日3日も寝たきりでいることは筋力低下を招き、元の生活に戻れなくなるリスクがあります。**土日や祝日もリハビリを行っている病院が望ましく、3連休中でも最低1日はリハビリを実施する病院を選びましょう。

「経営的に厳しい」という言い訳もあるかもしれませんが、患者のケアを犠牲にする正当な理由にはなりません。病院側も努力して、連休中でも最低限のリハビリ態勢を整えるべきです。

完璧な病院は存在しません。しかし、これらのポイントを意識しながら、自分や家族に合った医療を粘り強く探していくことが、より良い医療を受けるための近道となるでしょう。

医師に「好かれる患者」「嫌われる患者」の違い

病院に行くとき、多くの人が少なからず緊張や不安を感じるものです。「この症状、ネットで調べたけど、先生に言ったら嫌われるかな」「他の患者より診察時間が短いような……」と、心配になることもあるでしょう。

医師に「好かれる患者」になるか、「嫌われる患者」になるか――。これは、病院での振る舞いによって変わってきます。患者と医療従事者の良好な関係は、単なる好き嫌いの問題では終わりません。診療の質と効率の違い、最終的には患者自身の健康にも大きく影響します。

では、「好かれる患者」と「嫌われる患者」の違いは何でしょうか？

それは主に、医療従事者とのコミュニケーションの取り方や、限られた診療時間内での振る舞いに表れます。現代の医療現場では、病院での**患者の振る舞いが、診療の質と効率を左右する重要な要素**になるからです。

国民皆保険制度を支える医療現場の実情

私たちが当たり前のように受けている医療サービスの裏側には、構造的な問題が潜んでいます。

日本の医療システムの現状は逼迫しており、多くの病院では、1人の医師が1日40～50人の外来患者を診ています。一般的に午前の診療は朝9時から正午までの3時間。約20人の患者を診察し、午後も同様のペースで進行します。1人10分ほどの短い時間内に診察、カルテ入力、処方、次回の予約確認など、多くの作業を行わなければなりません。

診療科によっても状況は異なります。整形外科では、「痛みの様子はどうですか？」「前回より、よくなりました」という、短いやり取りで終わることも珍しくありません。時には内科の3倍、1日に100人以上の患者を診ることもあるのです。

このような**過密な診察スケジュールは、日本の国民皆保険制度を支える大きな一因となっていますが、同時に医療の質や医療従事者の労働環境に大きな影響を与えています**。

日本の医療現場は、欧米に比べると圧倒的に少ない人数で3倍ほどの患者を診察しているのが現状なのです。

これは外来診療だけでなく、入院患者の対応にも当てはまります。人口当たりの病床数が非常に多い日本では、医師も看護師も欧米の何倍もの患者を担当しています。その結果、医療従事者は常に時間に追われ、十分な対話の時間を確保することが困難になっているのです。

その上、診療報酬が比較的安く設定されているため、一定数の患者を診なければ病院の人件費すら賄えない状況にあります。こうしたシステム上の制約から、効率的な診療をせざるを得ないのが現実です。

「好かれる患者」の特徴

このような時間的制約がある中で、**「好かれる患者」とは、限られた診療時間を有効に活用できる人**です。具体的には、次のような行動が挙げられます。

- 事前に症状や質問事項を整理し、簡潔に伝える
- 1回の診察で多くのことを詰め込まない
- 質問事項を紙に書いて持参する
- 待合室の混雑状況を把握し、不要な会話を控えるなど、他の患者への配慮を忘れない

こうした患者の協力は、医師にとって非常に助かるものです。本来、医師としては十分な時間があれば、じっくりと患者の話に耳を傾けたいという気持ちがあります。決して全ての医師が「3分診療」と揶揄されるような短時間診療を望んでいるわけではありません。しかし、日本の医療システムの現状を考えると、「効率的な診療をせざるを得ない」のが実情な

のです。

インターネット時代の患者と医師のコミュニケーション

インターネットの普及により、患者が事前に医療情報を入手することが容易になりました。事前に知識を得ておくことは、患者にとって大きなメリットがあります。**医師からの説明や検査結果をより深く理解できるようになり、各治療法のメリットやデメリットについても予備知識を持って臨める**からです。患者の理解が早いことで、医師側も説明の手間が省け、診療をより効率的に進められます。

ただ、インターネット上の情報には古いものや誤った内容が含まれている可能性があるため、調べた情報を絶対的な真実として医師に押しつけるのは避けましょう。

「好かれる患者」は、インターネットで得た情報を医師との対話の糸口として活用します。たとえば、「こういう治療法もあると聞いたのですが、先生はどうお考えですか？」といった提案型の質問をすることで、医師の専門知識を尊重しながら、建設的な対話を生み出します。その治療法が時代遅れになっている場合は、「以前は行われていましたが、最新の研究ではより効果的な方法が見つかっています」と説明があるかもしれません。医師との対話を通じて、納得して最新の治療法を受け入れやすくなるでしょう。あるいは、「確かにそういう治療法もありますね」と別の治療の可能性を試すきっかけとなるかもしれません。

医師も万能ではないので、全ての情報を常に完璧に記憶しているわけではありません。患者からの情報提供が、医師の知識を補完して、より幅広い選択肢の中から最適な治療法を選ぶ助けとなる場合もあるのです。

「嫌われる患者」の特徴

一方で、「嫌われる患者」は、インターネットの情報を絶対的な真実として押しつけがちです。「ネットにこう書いてあるから、これが正解で、この治療をしてください」というアプローチは、医師との良好な関係構築を著しく損ない、適切な医療を受ける機会を逃す可能性があります。

「私は〇〇病だと思います」という先入観を持って来院される方が増えると、医師は診断の前に、まずその思い込みを解く必要が生じます。これは診察時間を大幅に増加させ、限られた時間内で多くの患者を診る必要がある現場において大きな負担となります。

医師は長年の専門教育と臨床経験を積んだ専門家です。個々の患者の状態を総合的に判断し、その時点で最適と考えられる治療方針を持っています。医師にも当然プライドがあるので、自身の専門的判断を完全に否定され、一方的な要求を押しつけられると不快に感じてしまいます。極端な場合、「そこまで言うなら、その通りの治療をしてくれる先生のところへ行かれたらいかがですか」と心の中で思ってしまうかもしれません。

医師の長年の専門教育と臨床経験を軽視し、自己診断に固執することは、診療の効率を下げてしまいます。互いの立場を尊重し、理解し合おうとする姿勢が、より良い医療につながっていくのです。

相互理解と協力の重要性

医療現場では、時間的制約と患者のニーズのバランスを取ることが常に課題となっています。一人の患者との会話が長引けば、その分だけ待合室の行列は長くなります。「こんなに待たせて、何をしているんだ」という患者の怒りの声が聞こえてきそうな状況の中、医師たちは常に時計とにらめっこしています。徐々に焦りが出てきて、効率的に診療を進めなければならないという必然性に駆られます。

一方で多くの患者は、長い待ち時間の末にようやく診察室に入るわけです。その結果、さまざまな不安や疑問が一気に噴出してしまうこともあるでしょう。**患者が心配事を一度に話し始めると、あっという間に時間が経過して、その日の診察スケジュール全体が破綻しかねません。**

病院によって診察の混雑状況の見え方は異なります。紙のカルテが積み上がっていく様子が見える病院もあれば、電子カルテのみで待ち状況がわかりにくい病院もあります。少なくとも、看護師がカルテを次々と持ち込む光景が見える診察室であれば、患者は混雑状況を把握しやすいです。カルテの山を見てタイミングよく気を利かせ、「かなり混んでいるから無駄話は控えよう」と考えられる患者は、医療現場にとって非常にありがたい存在です。

時間がないときは、やむを得ず患者の話を遮らなければならない場合があります。これは患者にとって不満の種となり、「話を最後まで聞いてもらえなかった」「この医者は患者の話を聞かない」といった否定的な口コミにつながることもあります。

日本の医療体制には構造的な課題があります。理想は、欧米のように医師1人当たりの1日の診察患者数を15人程度に抑えることです。

とはいえ、現在の制約の中でも、患者と医療従事者の相互理解と協力関係を築くことで、より良い医療サービスの実現は可能です。両者が互いの立場を理解し、効果的なコミュニケーションを心がけることで、限られた時間内でも質の高い医療を提供し、受けることができるでしょう。

医師が教える「セカンドオピニオン」活用法

医療の進歩は目覚ましく、治療法の選択肢も日々増えています。深刻な病気と診断され、治療法に関する重要な決断を下す際、あなたは不安と迷いの中にいるかもしれません。そのような状況で、もう一人、別の専門家の意見を聞くことができたら、どれほど心強いでしょうか。

セカンドオピニオンは、主治医とは別の病院の医師に、自分の病気の診断や治療方針について「第2の意見」を求めることです。全ての患者に与えられた、納得のいく治療法を選ぶための大切な権利です。

とはいえ、実際にセカンドオピニオンを求めるとき、医師に気を使ったり、躊躇したりする方も多いのではないでしょうか。

「主治医を信頼していないと思われないかしら……」
「他の医師の意見を聞きたいだなんて、気分を害されないだろうか」

そんな不安が、頭をよぎるかもしれません。セカンドオピニオンは決して主治医への不信感や不満の表れではありません。むしろ、**自分の病気や治療法について「より深く理解して最善の選択をしたい」という積極的な姿勢の表れ**なのです。

セカンドオピニオンは、転院や担当医の変更を意味するものではありません。満足のいく結果が出るまでさまざまな病院を渡り歩く「ドクターショッピング」とも異なります。

セカンドオピニオンの目的は、異なる視点からの意見を聞くことで、自分の状況をより多角的に理解し、納得して治療方針を決定することにあります。優れた医師は、自身の治療方針に自信を持っており、病気にしっかりと向き合ってベストな選択を探りたいという患者に対しても、「どうぞ」と快く送り出します。セカンドオピニオンを、ネガティブに捉えて眉をひそめるような医師は独善的である可能性が高く、良い医師とはいえません。

「セカンドオピニオン」の流れ

セカンドオピニオンを求めるときは、現在の主治医とのコミュニケーションを大切にしましょう。セカンドオピニオンを行う医師にとって、患者の詳細な医療情報は不可欠です。**検査結果、治療経過、既往症、服用中の薬など、しっかりとしたデータがあってこそ、的確な判断が可能**になります。

情報がなくては一般論しか語れません。また、一から検査をやり直すことになれば、時間のロスや病状の悪化につながる可能性もあります。**主治医に黙って行うのではなく、「セカンドオピニオンを聞きたいので、診療情報提供書をください」とはっきり伝えたほうがメリットは大きい**です。

次ページの図表を参考に、セカンドオピニオンの一般的な流れを見てみましょう。まず現在の主治医に相談し、診療情報提供書の作成を依頼します。

図表2　セカンドオピニオン受診の流れ

1）現在の担当医の意見
（ファーストオピニオン）
をよく理解する

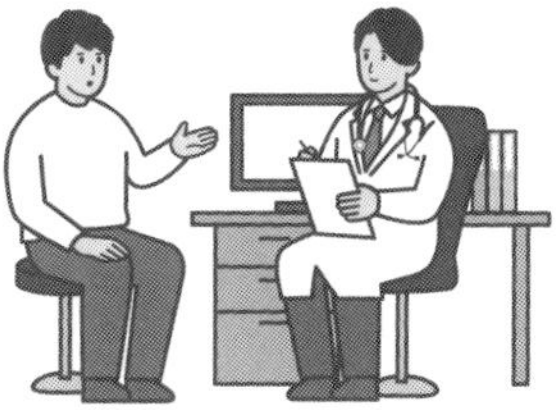

↓

セカンドオピニオンを
受けることを決める

↓

2）病院を決める

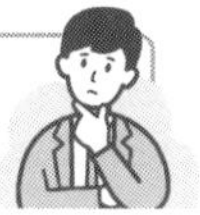

（1）病院を探す
（2）現在の担当医に伝える

↓

3）セカンドオピニオン
受診を手配する

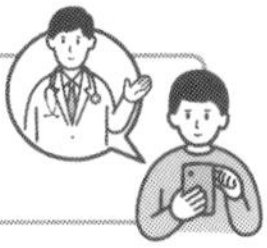

（1）病院に連絡する
（2）現在の担当医に紹介状
などを書いてもらう

↓

4）セカンドオピニオンを受ける

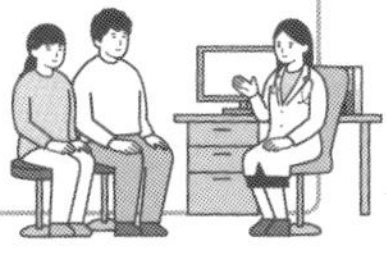

（1）医師に伝えたいこと、
聞きたいことを整理
しておく
（2）信頼できる人に同行
してもらう

↓

5）結果を現在の
担当医に報告する

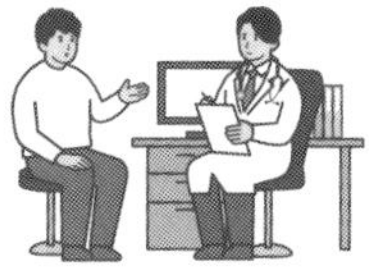

次に、セカンドオピニオンを受ける病院の予約を取り、診察を受けます。その後、得られた意見を十分に検討し、結果を主治医に報告しましょう。

複数の専門家の意見を聞くことで、より自信を持って治療方針を選択できるようになります。セカンドオピニオンは決して現在の主治医との関係を損なうものではなく、より良い医療を受けるための手段であることを忘れないようにしましょう。

とはいえ、気まずさを避けるため、こっそり病院を変える方も少なくありません。

セカンドオピニオンは患者の当然の権利であり、医師への気遣いは不要です。むしろ、セカンドオピニオンに対して否定的な態度を示すような医師のもとで治療を続けることのほうが、将来的に不利益となる可能性があります。人生の最終段階における医療の話し合いなど、今後起こり得る重要な場面でも患者中心の対応を期待できないでしょう。

「医師が正しく、患者はそれに従うべき」とする古い権威主義的なパターナリズムは、現代の医療において望ましくありません。本当に患者に寄り添う医師は、セカンドオピニオンを求める患者の意思を尊重し、むしろ積極的にサポートするはずです。

患者は自身の健康と治療に関して主体的に関わり、納得のいく医療を受ける権利があります。 これは、インフォームド・コンセントの原則に基づくものであり、医療従事者から十分な説明を受け、理解した上で治療方針を決定する権利を意味します。

自身の病気や治療について十分に理解し、納得した上で決定を下すことは、治療の成功と生活の質の向上につながります。遠慮せず、主治医に相談し、必要な情報を得てください。患者本人の積極的な姿勢こそが、最良の医療を実現する鍵となるのです。

感謝の気持ち⁉「お心づけ」は必要なのか

医療現場では、患者から「お心づけ」として金銭や品物を渡されるケースが現在でもあります。ただ私自身の経験でいうと、**誰からいただいたかを失念してしまうこともありますし、**

何より治療に影響を与えることも一切ありません。

正直なところ人間ですので、もらうと「うれしい」という気持ちがあることは否定しません。時には、自分の畑で採れた大根など、現金以外の「お心づけ」もいただいて心が温まることもあります（妻も喜んで調理しています）。

しかし、ここで強調しておきたいのは、感謝の気持ちは大変うれしくても、**結局のところ、「お心づけ」をいただいても何も変わらない**ということ。診察も治療も、もらおうが、もらうまいが同じなのです。

医療従事者は、全ての患者に対して平等で最善の医療を提供する義務があります。「お心づけ」は感謝の気持ちを表す一つの方法かもしれませんが、それが医療の質や公平性に影響を与えるべきではありません。

日本の医療現場では、とくに大規模な手術や著名な医師による治療の際に、患者やその家族が「お心づけ」を渡す慣習が長く存在してきました。私が医学生だった頃は、病院実習で驚きの光景に遭遇したこともあります。
大学病院のお正月の回診。ワゴンにはすでに「お心づけ」を入れる箱が置いてありました。教授先生は、淡々と診察を進めていましたが、患者が持ち寄った封筒がその箱にどんどん積み上がっていきました。私たち医学生は目を丸くして、「これがお心づけか！」と内心大きな衝撃を受けていました。かつては50万円から１００万円程度の高額な「お心づけ」も存在していたようです。

時代とともに「お心づけ」の慣習も変化しています。公立病院では、菓子類を含むあらゆる贈り物の受け取りを禁止していますし、私立病院の方針も病院によってさまざまです。「お心づけ」を固く禁じ、受け取った場合に罰則を設ける厳格な病院もあれば、とくに制限を設けていない病院もあります。後者の場合、医師が患者から贈り物を受け取ることは珍しくないでしょう。

「お心づけ」の形態も多様化しています。現金だけでなく、目立たずに渡せる商品券やビール券が好まれる傾向にあるようです。地方では、自家製の農産物や酒類など、より直接的な贈り物も見られます。贈与のタイミングもさまざまで、大きな手術の前やお中元・お歳暮の時期に渡されることもあります。

結局のところ、「お心づけ」をどう扱うかは、各医療機関や個々の医療従事者の判断に委ねられている部分が大きいです。

とはいえ、金銭よりも「お心づけ」に添えられた感謝の手紙のほうが、私たち医師の心には響くものです。「先生のおかげで……」という心のこもった言葉こそが、私たち医師の仕事の意義を再確認させてくれる。少なくとも私はそう思っています。

医療従事者の安全を脅かす患者たち

近年、医療現場では、「モンスターペイシェント」の存在が大きな問題となっています。単なる攻撃的な患者というレベルを超え、時に犯罪的行為にまで及ぶことがあります。実際に診察中に脅迫を受けたり、最悪の場合、銃撃事件に発展したりすることさえあるのです。

モンスターペイシェントの特徴と安全対策

モンスターペイシェントの特徴として、攻撃的な態度や法的処置の示唆、不当な要求などが挙げられます。治療方針に対して激しい批判を行い、「裁判で訴える」などの脅しを用いることもあります。さらに、診断の「見逃し」を主張し、全医療費の支払いを要求するなど、過度な要求をすることも少なくありません。

このような危険に対応するため、多くの医療機関では安全対策を講じています。たとえば、診察台の下にブザーを設置したり、医師がすぐに避難できるよう診察室の構造を工夫したりしています。医師の後ろがすぐ壁で、患者の前を通らないと逃げ出せない構造は危険なのです。

モンスターペイシェントの問題の背景には、診断の難しさと患者の誤解があります。「後医は名医」という言葉があるように、後から診察した医師の判断を絶対視し、初めの診断を不当に批判することもあります。

たとえば、腹痛の診断は非常に難しい傾向があります。原因不明の腹痛が約半数を占め、そのうち8割は自然に改善します。しかし、初診時に正確な診断がつかなかったことを「見逃し」だと主張する患者がいるのです。

典型的な例として、急性虫垂炎（俗に盲腸）の診断があります。初期症状が胃痛として現れ、徐々に右下腹部痛に移行するケースも多い病気です。患者が最初から右下腹部痛を訴えれば虫垂炎を疑いますが、胃痛として申告すると、初診時には胃腸炎と判断される可能性もあります。後に別の医師が虫垂炎と診断し手術に至った場合、患者が最初の医師を「やぶ医者」と非難し、「虫垂炎を見逃した」として全ての医療費の支払いを要求するようなケースがあります。

今後の課題として、医療従事者と患者の信頼関係の構築、患者の医療リテラシー向上、そして医療の複雑性に対する社会全体の理解促進が重要となってきます。医療は医療従事者だけでなく、患者も含めた協力関係の上に成り立つものです。

手錠をかけられた患者

私は長年医師として働いてきましたが、今でも鮮明に覚えている、背筋が凍るような出来事があります。ある日、私の病院に警察官2名に付き添われた患者が担架で運び込まれてきたことがあります。患者は手錠をかけられ、うつ伏せの状態。誰かを刺した容疑者で、その過程で自身もケガを負っていたのです。

緊張感が漂う中、私は患者に近づきました。すると、患者が何かを隠すように身体を丸めているのが目に入ったのです。その瞬間、背筋が凍るような恐怖が走りました。直感的に危険を感じ、声を震わせながら警察官に尋ねました

「すみません、この患者、何か隠し持っていませんか?」

警察官たちは顔を見合わせ、すぐに患者の身体を慎重に持ち上げました。

「おい、何持ってんだ！」

怒号が響き、警察官が2人がかりで必死にナイフを取り上げる様子を、私は固唾《かたず》を呑んで見つめていました。危機一髪。医療現場の想定外の恐怖を、身をもって体験した瞬間でした。

「もし気づかずに診察していたら……」

考えただけでぞっとする出来事でした。患者を救うはずの診察室が、一転して命の危険と隣り合わせになる瞬間でした。

こんなことが現実に起こり得るのです。患者を救うことに全力を注ぐ私たちですが、同時に自身の安全も確保しなければならないという現実があります。

その日以来、私は患者と接する際の安全確認をより徹底するようになりました。そして、この経験を若い医療従事者たちにも共有し、安全意識の向上に努めています。医療現場の安全は、患者のためはもちろん、私たち医療従事者自身を守るためにも欠かせないものなっています。

臓器提供をめぐる医療現場の実情

医療技術の進歩により、臓器移植は多くの重篤な患者にとって希望の光となっています。

とはいえ、**臓器提供者の数は需要に追いつかず、多くの患者が待機したまま命を落としている**のが現状です。この問題はとくに日本において顕著であり、文化的、社会的、法的な要因が複雑に絡み合っています。

次ページのグラフは、世界各国の臓器提供状況を示しています。日本移植学会のデータによると、人口100万人当たりの臓器提供数がアメリカの41・6件に対し、日本はわずか0・62件と桁違いに低いことがわかります。

図表3　世界各国の臓器提供状況（2022）

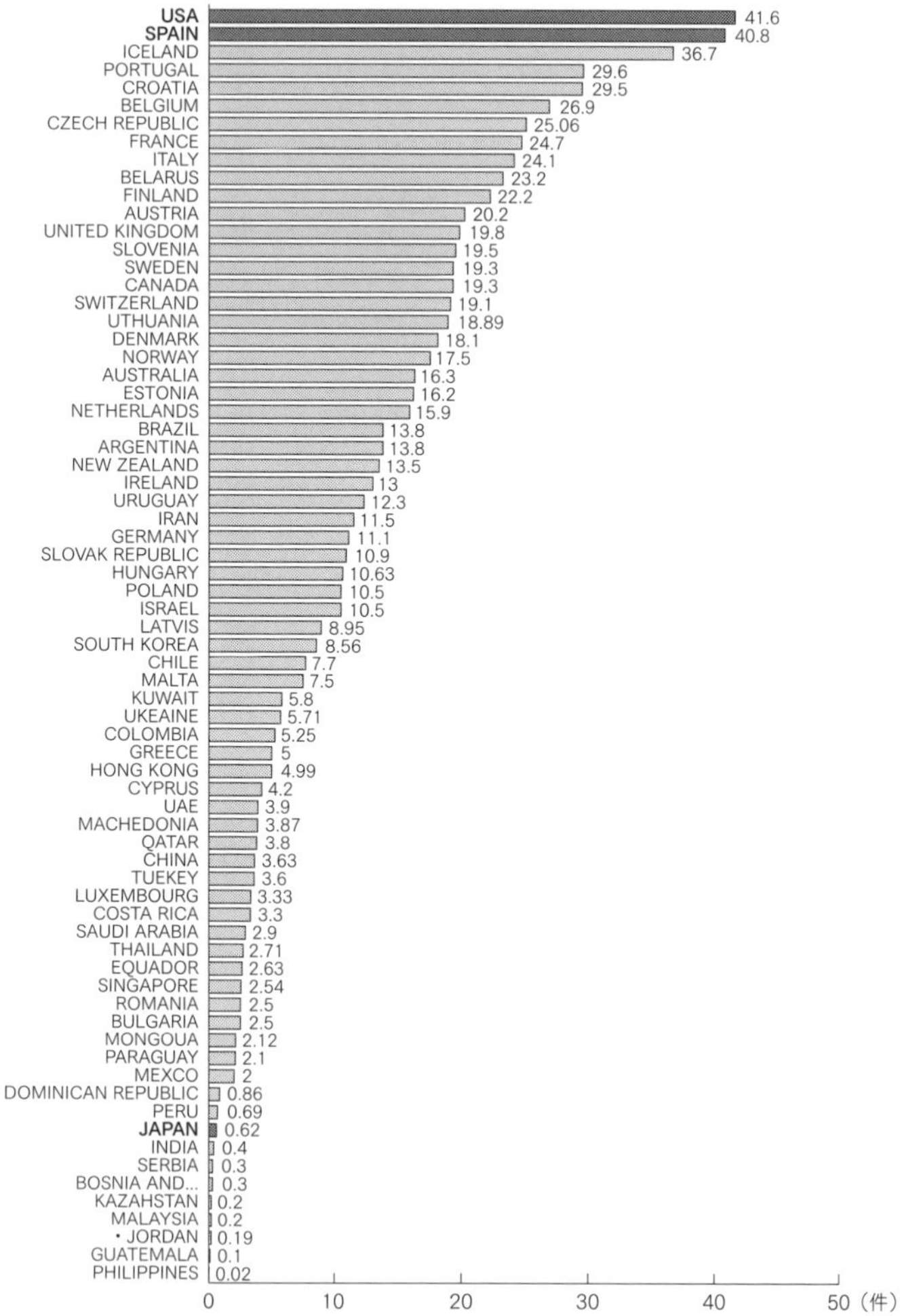

出典：日本移植学会「世界各国の臓器提供状況（2022）」より著者作成

日本における臓器提供の現状は、欧米諸国と比較して非常に限定的です。保険証や運転免許証の裏面に設けられた「臓器提供意思表示欄」を記入する人も少なく、救急現場でこれらの書類の裏面を確認する習慣もほとんどありません。そもそも、臓器提供を検討しなければならないケースが圧倒的に少ないのです。

脳死と臓器提供の関係

臓器提供の前提となる脳死判定には厳格な基準があり、さまざまな神経学的な所見を取って判断されます。脳死状態は、生命維持に不可欠な「脳幹」までもが機能を失っている状態を指し、放置すれば1～2週間で心臓も停止すると考えられています。

これに対し、植物状態は大脳皮質など外側の部分が損傷を受けているものの「脳幹」は機能しており、適切な処置を行えば長期生存が可能な状態です。**日本の法律では、植物状態の患者からの臓器提供は認められていません。**

臓器提供の意義と実際の流れ

臓器提供の本質は、脳死状態の方の臓器を通じて、今まさに臓器を必要としている方の命を救うことにあります。

実際のところ、厳密な基準を満たす脳死のケースに遭遇することは非常に稀です。私自身、20年以上救急医療の現場に携わってきましたが、臓器提供のケースに遭遇したのはわずか数回程度です。

脳死と判定される状態に直面したとき、医療スタッフは患者の臓器提供の意思を確認します。提供の意思が確認できれば、すぐさま臓器移植コーディネーターに連絡を取ります。コーディネーターは迅速に現場に駆けつけ、家族への説明や法的手続き、臓器移植チームとの連絡など、さまざまな調整を行います。準備が整うと、臓器移植チームが到着し、細心の注意を払いながら必要な臓器を摘出します。専用の容器に丁寧に収め、貴重な命のバトンを持って静かにその場を後にするのです。

日本人の臓器移植に対する姿勢

日本人は臓器移植についてあまり積極的ではありません。心臓がまだ動いている状態で死を受け入れ、臓器を有効利用しようという考え方は欧米に比べるとずっと少ないです。

文化的・宗教的な背景から、遺体にメスを入れることをタブー視する傾向があります。臓器提供の意思決定には、本人の意思だけでなく家族の同意も重要です。本人が提供を希望していても家族が強く反対する場合や、逆に家族が提供を望んでも本人が生前に拒否の意思を示していた場合など、さまざまなケースによって提供の可否が決まります。

多くの日本人にとって、愛する家族の体から角膜、心臓、肺、肝臓、腎臓、膵臓と、ほとんどの臓器が取り出されていく様子は、受け入れがたいものかもしれません。

今後の展望と代替案

献血や骨髄バンクへのドナー登録など、より身近な形での医療協力も重要です。これらは臓器提供ほど侵襲的ではなく、多くの人にとってより受け入れやすい選択肢でしょう。

しかし、どれも個人の価値観や信念に深く関わる問題であり、一概に推奨することは難しい側面があります。この複雑な課題に対して、日本社会全体で知恵を絞り取り組んでいくことが、より良い医療の未来への道筋となるのかもしれません。

日本における臓器提供の少なさは文化的背景も影響しています。この実情を踏まえると、日本の医療における今後の方向性として、IPS細胞を活用した再生医療の研究や人工臓器の開発に力を入れるべきかもしれません。これらの技術は、臓器提供に頼らない治療の可能性を秘めています。

医療従事者の死生観

医療現場、とくに救急医療の最前線は、日常的に死と隣り合わせの環境です。

救急外来では、患者を名前で呼ぶことは稀で、代わりに「肺炎のおじいちゃん」や「70代の腸閉塞のおばあちゃん」といった、症状や年齢で呼ぶことが一般的です。外科など頻繁に患者の死に直面する診療科の医師も、このようなアプローチを取ることが多いでしょう。

医療従事者にとって、患者の名前は往々にして不要な情報となります。73歳の腸閉塞患者の治療方針は、その人の名前が田中さんであろうと山田さんであろうと変わりません。**患者を個人としてではなく、特定の症状を持つ医療ケースとして扱う**のです。

一見冷淡に思えるかもしれませんが、これは医療従事者が自身の精神状態を守るための役割も果たしています。一人ひとりの患者に深く感情移入していては、頻繁に起こる死に直面するたびに精神的ダメージを受け、長期的には職務を全うできなくなる恐れがあります。**医療従事者は死に「慣れる」というよりも、むしろ感情的な距離を保つことで心を防御している**といえるでしょう。

医師の葛藤と現実

どんなに熟練した医師でも、全ての患者を救うことはできません。医師も人間なので、「もっと、こうしていればよかったんじゃないか」「自分ではなく、世界最高の医師が診ていれば助かったんじゃないだろうか」など、罪悪感や自責の念に駆られることがあります。

しかし、どんなに手を尽くしても、助けられない命がある。世界最高の医師は世界に1人しかいないため、全ての患者を診ることは不可能なのです。

医師は国家試験という厳しい関門を通過し、十分な研修と学習を経て、誠意を持って診療に当たっています。時折、「医療従事者は患者を家族のように扱うべき」と言われますが、毎日家族を失うような経験をし続ければ、誰でも心が折れてしまうでしょう。

在宅医療でのお看取り

病院での診療と在宅医療では、患者との関わり方が大きく異なります。病院では、私たち医師は診察室に入ってきた患者の診療を淡々と始めます。患者の普段の生活や背景を知らないまま行う分刻みの診察は、Aさん、Bさん、Cさん……時として名前のない存在になりがちです。

一方、在宅医療では「田中道男さん（仮）」の自宅にお邪魔して、田中さんの人生のバックグラウンド、健康状態が崩れたきっかけ、現在の治療状況、そして将来的な見通しまで、全てを把握した上で診察を始めます。治療が難しくなった際には、十分話し合った上で、苦痛を和らげる方向にシフトすることも考慮に入れるでしょう。同時に、患者の家族の不安にも寄り添い、心のケアまで行います。

真の在宅医療とは、人生の終末期をどのように過ごし、どのような最期を迎えたいのかを、訪問看護師、リハビリ専門職、ソーシャルワーカーなど多職種で連携しながら考え、支援することです。患者との絆が深いため、夜中に患者が亡くなった際、当番の医師が対応するシステムがあっても、「自分が最後まで看取らなければ」という思いから、自ら駆けつけることもあります。私自身も24時間365日、在宅医療に飛び回っていた経験があり、日常の救急診療においても患者を家族のように診る姿勢を大事にしています。

在宅医療は、**患者の生活の質を最優先に考え、個別のニーズに寄り添うことが重要**です。しかし、往診や訪問診療は診療報酬が高いため、形式的に多くの患者を回り、十分な診察もせずに処方箋を出すような在宅医療も見受けられます。これは本来の在宅医療の理念から外れ、患者の尊厳を軽視する行為です。

在宅医療を選択する際は、医師との継続的なコミュニケーションを通じて、自身のニーズや希望を明確に伝えましょう。診療内容に疑問を感じた場合は、遠慮なく質問や相談をすることをお勧めします。

大往生を見守るとき

寝たきりの高齢患者が徐々に衰弱し、自然な経過で最期を迎えようとしている場合、私たちは穏やかな環境づくりに努めます。具体的には、家族との面会制限を緩和し、十分な時間を過ごせるよう配慮します。呼吸や心拍の状態に変化が見られた際には、適切なタイミングで家族に連絡を入れます。長年寄り添ってきた家族のそばで時間を過ごし、手を握り、「ありがとう」と感謝の言葉を伝える機会を設けるのです。

このような**「大往生」の支援は、私たち医療者にとってもそれほど大きな精神的負担にはなりません。**むしろ、患者とその家族にとって最善の環境を提供できたという満足感を得られることも多いのです。

若い医師たちは積極的な治療を好みます。たとえば、「抗生剤を1日3回、いや4回投与しなければ」とか「状態が悪化したら人工呼吸器を使用すべき」と考えがちです。そのような場合、若手医師たちと対話し、患者のQOL（Quality of Life）を最優先に考えた上で、適切な医療とケアのバランスを取ることの重要性を伝えるよう心がけています。

第4章

人生100年時代の健康管理法

「特定健診」が教える長寿の秘訣

人生100年時代といわれる今日、私たちの健康に対する意識や取り組みは、これまで以上に重要になってきています。

しかし、将来を見据えた健康管理の必要性が高まる一方で、多くの人々、とくに若い世代において、その認識が十分に浸透していないのが現状です。

若者の多くは、自分が高齢者になったときの現実をほとんど想像できていません。40歳を過ぎるまでは、健康診断で問題が指摘されることもなく、健康をあまり意識せずに過ごしている人も多いのではないでしょうか。

ですがある日突然、検診で何かしらの異常が見つかり、「え！　私が⁉」と驚く人も少なくありません。年齢を重ねてからではなく、**若い時期から自身の健康に関心を持ち、適切な**

管理を行うことが、豊かな人生を送るための第一歩となります。

本章では、人生100年時代における健康管理の重要性とその方法について詳しく解説していきます。

高血圧がもたらす重大な健康リスク

高血圧や糖尿病、高脂血症などの「生活習慣病」に関するガイドラインは、3年から5年ごとに見直され、その度に基準値が厳しくなっています。

かつては、最低血圧が90㎜Hg、最高血圧が140㎜Hgでも許容範囲でしたが、現在では、より厳格な管理が求められています。

高血圧が続くと血管の壁に過度な負担がかかり、時間とともに血管を硬化させ、もろくします。このような状態を「動脈硬化」と呼びます。血液の流れが悪くなり血管が詰まるなど、深刻な健康問題を引き起こす可能性があります。

脳の血管で問題が起これば脳出血や脳梗塞、大動脈では大動脈瘤破裂などの生命に関わる事態を招く恐れがあります。

また心臓の冠動脈が詰まると、心筋梗塞を引き起こし、心臓の筋肉が腐ってしまい心臓のポンプ機能が低下します。その結果、少し動いただけで息苦しさを感じ、最悪の場合、寝たきりや心臓移植が必要になる可能性もあります。さらに、心筋梗塞による異常な電気信号が引き金となって心臓が痙攣を起こし、適切な血液循環ができなくなると心停止の状態に陥ることもあるのです。

これらを予防するためには、「生活習慣病」に関する知識と適切な健康管理が不可欠です。若いうちから**健康的な生活習慣を身につけ、定期的な健康診断を受ける**ことが、将来の健康を守る上で極めて重要といえるでしょう。

腎臓機能の低下と透析治療

私たちの体内には、背中側に2つの腎臓があります。腎臓は血液をろ過し、毒物を尿に混ぜ込んで体外に排出する重要な役割を担っています。

腎臓もまた血管の塊であるため、**生活習慣病を放置すると、脳や心臓だけでなく腎臓にも動脈硬化が進行**します。

腎臓の機能が徐々に衰えていくと、やがて尿が出なくなり、毒素を排出できなくなります。すると、体内に毒素が蓄積されて意識を失うなど深刻な状態に陥ることがあるのです。

この場合、週に3回、1回につき数時間程度の透析治療が必要になります。太い針を血管に刺して行うため、血管への負担が大きく、すぐに血管が傷んでしまいます。血管が使えなくなると、動脈と静脈をつなぐ特殊な血管（シャント）を作る手術を行い、針を刺しやすくします。このシャントも潰れたり、炎症や感染を起こしたりすると、作り直しが必要です。

透析クリニックには一生通い続けなければなりません。また、透析後も血圧管理が難しく、多くの患者が透析前は１８０㎜Hg、通常で１６０㎜Hgという高い血圧値を示します。高血圧は血管へのダメージが大きく、動脈硬化をさらに進行させてしまいます。命をつなぐことができても、一般的に動脈硬化の進行は通常の人より10年早いといわれています。

「特定健診」で生活習慣病のリスクを知ろう

「特定健診」は、40歳以降の人々を対象に、高血圧や脂質異常症、糖尿病など生活習慣病のリスクを早期に発見するために行われます。 これらの疾患は動脈硬化の進行につながるため、その前段階で発見することが重要なのです。

生活習慣病の特徴は、長期間にわたって自覚症状がほとんどないこと。 そのため、多くの人はこれらの病気を「他人事」と捉えがちです。とくに若い世代では、健康に関する意識も低く、「自分は大丈夫だろう」という思い込みが生じやすくなります。

しかし生活習慣病は、静かに病状が進行していきます。自覚症状を感じるのは、脳卒中や心筋梗塞といった深刻な合併症が発症した時点です。実際に症状が現れてから気づくのでは「遅すぎる発見」となり、取り返しのつかない事態を招く可能性があります。

40歳になると、行政から「特定健診」の案内が送られてきますが、受診率は約50％です。「まだ若いから」「忙しくて時間がない」「面倒くさい」といった理由で、多くの人が受診できていないのが現状です。

ですが、検査を受けなければ、病気の存在を拾い上げることができません。適切な治療や予防処置をする機会を逃してしまうのです。

生活習慣病を放置すると、動脈硬化が進行し、脳、心臓、腎臓などの臓器が徐々に機能を失っていきます。悪循環に陥り、結果として寿命が縮まったり、透析治療が必要になったりと、日常生活に深刻な影響を及ぼすことになるのです。

健康に長生きするためには、定期的な健康診断を受け、早期発見・早期治療に努めることです。「特定健診」を活用し、自身の健康状態を把握することから始めてみましょう。

「大病知らず」の落とし穴

医療現場では、自身の健康状態を正確に把握していない患者さんによく出会います。救急搬送時に「今まで何か病気はありましたか?」と尋ねると、「何もありません」と答えます。しかし実際に検査をしてみると、長年にわたって高血圧や糖尿病を患っていたことが判明するケースが多々あります。

40代や50代という比較的若い年齢層でも深刻な事態に陥ることは少なくありません。この年代は、自身の健康状態に過度の自信を持っていることが多く、「今まで大きな病気をしたことがない」と豪語する人もいます。

それゆえ、胸の痛みや不快感を訴えて病院を訪れた際、「健康状態に問題がないなら心筋梗塞のような深刻な状態ではなく、単なる食あたりではないか」といった推測が先行してしまうのです。

実際に検査を行ってみると、血管年齢が実年齢よりも大幅に上回っていたり、動脈硬化が著しく進行していたりと、驚くべき事実が明らかになることがあります。

深刻なケースでは、血管の壁にカルシウムが大量に沈着し、本来柔軟であるべき血管が、まるでドラム缶のようにカチカチに硬くなっていたりします。これは重度の動脈硬化を示すものであり、脳卒中や心筋梗塞の危険性が極めて高い状態です。

こうした事態になってしまう一番の原因は、定期的な健康診断を受けていないことです。**「今まで大きな病気をしたことがない」と思っている人も、実は「重大な病気に気づかないまま過ごしてきた」可能性があります。**

健康診断を怠ることは、静かに進行する生命の危機を見逃すことに等しいといえるでしょう。「大病知らず」は幸運ではなく、むしろ注意が必要なサインかもしれません。

見た目が若くても高齢者並み⁉「血管年齢」と「骨密度」

20歳を過ぎた頃から、私たちの身体は「老化の兆候」を示し始めます。老化の過程は緩やかですが確実に進行しています。とくに不摂生な生活を続けていると、その速度はどんどん加速するでしょう。

顕著に老化の影響を受ける器官の一つが「血管」です。血管の老化、すなわち動脈硬化は、多くの場合、自覚症状を伴わないまま進行します。この「目に見えない老化」が、実年齢と血管年齢の乖離を生み出すのです。

血管年齢は個人差が大きく、同じ年齢でも、生活習慣や遺伝的要因によって大きく異なります。実年齢が65歳未満で、一般的には「高齢者」とみなされない人でも、血管年齢が実年齢をはるかに上回っているケースは珍しくありません。

血管年齢が上がると、脳卒中や心筋梗塞などの重篤な疾患のリスクを高めます。

つまり、**実年齢よりも「老いた」血管を持つ人は、若くても健康上のリスクは高齢者並みなのです。**

年齢とともに加速する「骨」の老化現象

「老化」の影響は、身体のあらゆる部分に及びます。血管だけにとどまらず、見落とされがちな骨の老化も重要な問題です。

とくに女性の場合、閉経後にエストロゲンなどの女性ホルモンが減少することで、骨密度が急速に低下します。骨がスポンジのようにスカスカになり、徐々にもろくなるのです。骨が弱ると、軽い衝撃でも骨折のリスクが高まります。軽く尻もちをついただけで腰椎の圧迫骨折を起こしたり、ちょっとつまずいただけで股関節を骨折したりするのです。

そして骨折をすると、人工関節への置換という大がかりな手術になることもあり、リハビリなど、その後の生活にも大きな影響を及ぼします。

多くの人は、見た目の「老化」にはこだわるものの、骨の老化については考えもしません。

骨折しても「治るだろう」と軽く考えがちです。

しかしとくに高齢者の場合、骨折後の回復は決して簡単なものではありません。

その証拠に、**大腿骨近位部骨折を経験した高齢患者の約半数が、手術後5年以内に亡くなる**という衝撃的な報告もあります。これは、骨折後のＡＤＬ（日常生活動作）の低下が、寝たきり状態を招き、さらには誤嚥性肺炎などの合併症のリスクを高めるためです。

がんの生存率と比較してみると、その深刻さがより鮮明になります。現代医学の進歩により、早期発見された胃がんの場合、その治癒率はほぼ１００％。適切な検診と早期治療により、かつては不治の病とされた「がん」ですら、完治が可能な時代なのです。

それに対して骨折、とくに高齢者の大腿骨近位部骨折の予後は、驚くほど厳しいものです。

「骨折ぐらいなら、がんよりはましだ」と考える人も多いかもしれません。

しかし、この認識は大きな誤りです。高齢者の骨折は、生命に関わる深刻な問題となり得るため、決して軽視してはいけないのです。

図表4　大腿骨近位部骨折後5年死亡率

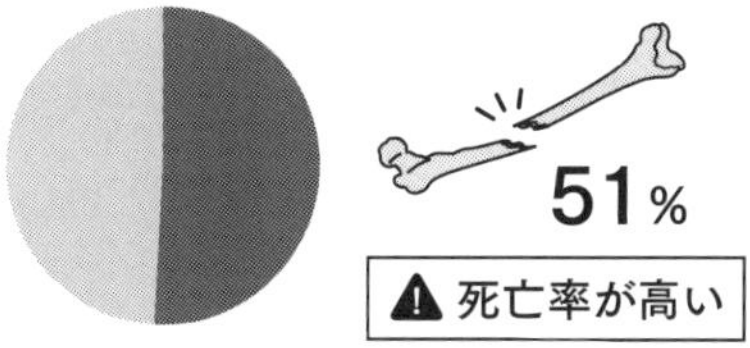

出典：Tsuboi M, et al, Mortality and mobility after hip fracture in Japan. The Bone & Joint journal, 2007, 89-B No.4, 461-466 より著者作成

図表5　骨折が起こりやすい部位（骨粗しょう症）

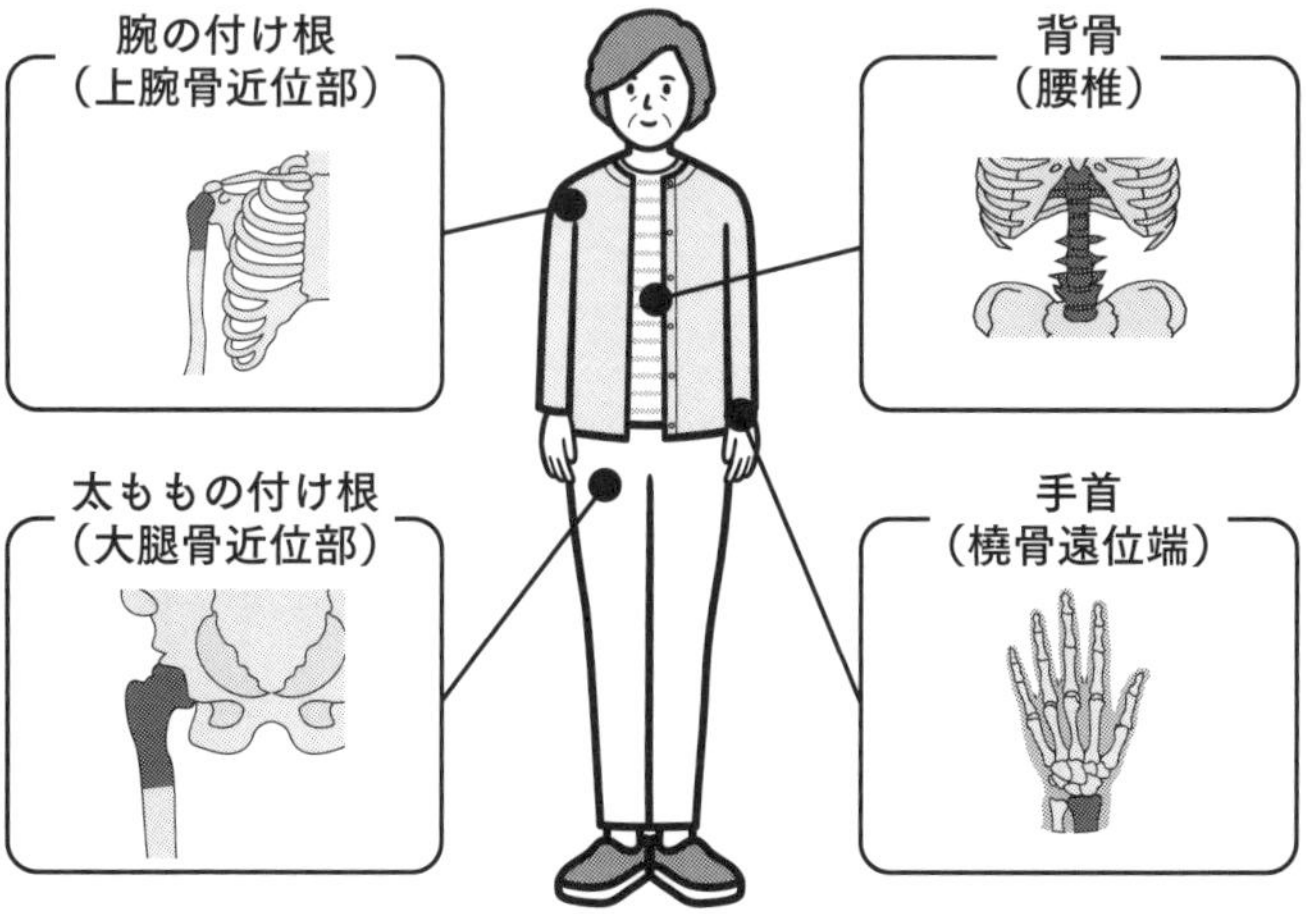

高齢者の「骨折」「寝たきり」が引き起こす悪循環

大腿骨近位部骨折後の合併症として、誤嚥性肺炎のリスクが高まることは先ほども説明しました。一見、関連性が薄いように思えるこの2つの症状がなぜ結びつくのか、そのメカニズムを解説しましょう。

大腿骨近位部骨折から誤嚥性肺炎へのプロセスは、複数の段階を経て進行します。高齢者が股関節を骨折した後は、動きが制限され、長期間ベッドで横になったままの状態を強いられることが多くなります。**この「寝たきり」状態が、全身の機能低下を引き起こす最初の引き金となる**のです。

とくに呼吸器系への影響は顕著です。通常、私たちが起きて活動している状態では、肺は十分に広がり、効率的に呼吸を行っています。しかし寝たきり状態が続くと、肺が縮こまり、呼吸機能が徐々に低下するのです。これは単に酸素摂取量が減るだけでなく、肺の自浄作用にも悪影響を及ぼします。

肺には微細な繊毛が存在し、通常はこれらが異物や分泌物を外に排出する働きをしています。寝たきり状態では、この繊毛の機能が低下し、唾液や分泌物が気管支の奥深くまで達し、そこに滞留してしまうことがあります。この滞留した分泌物が細菌の温床となり、肺炎の原因となるのです。

健康な状態で適度に体を動かしていれば、体位の変化による自然な排出（体位ドレナージ）が行われ、分泌物の滞留を防げます。運動は心肺機能を強化し、肺の拡張を促進します。これらの機能が維持されることで、肺炎のリスクは大幅に低下するのです。

しかし**大腿骨近位部骨折後は、多くの患者が骨折前の活動レベルに戻ることができず、徐々に身体機能が低下**していきます。これが、骨折から誤嚥性肺炎へとつながる悪循環の始まりとなるのです。

DEXA（デキサ）法で骨密度を測ろう

このような深刻な事態を防ぐためには、骨密度の管理が極めて重要です。

骨密度検査をすると、骨を構成しているカルシウムなどのミネラル類の量を把握できます。ミネラル成分が不足すると骨がもろくなり、骨折しやすくなります。この状態は「骨粗しょう症」と呼ばれ、通常では問題のないような軽い衝撃や負荷でさえ骨折する可能性が高まります。骨粗しょう症はとくに高齢者や閉経後の女性に多く見られ、日常生活に大きな支障をきたす恐れがあります。そのため、定期的な骨密度検査と適切な予防策を講じることが、健康で活動的な生活を維持する上で重要となります。

骨密度検査にはいくつか方法がありますが、**最も信頼性の高い方法は、DEXA（デキサ）と呼ばれる検査**です。2種類の異なるX線を照射して骨密度を測定する検査法で、腰椎と大腿骨など骨折リスクの高い部位を基本に骨密度を直接測定します。

骨密度は体の部位によって異なることがあります。たとえば、手のレントゲンで骨がスカスカに見えても、腰椎や大腿骨の骨密度は十分な場合があります。逆に、手の骨密度が正常でも、腰椎や大腿骨の骨密度が低いこともあります。さらに、腰椎と大腿骨の間でも骨密度に差が生じることもあるのです。

高齢者が転倒して手首を骨折するケースも多いですが、手首の骨折は通常1カ月程度のギプス固定で回復し、生活への長期的な影響は少ないです。

一方、腰椎や股関節の骨折は、「寝たきり」になる可能性も高く、生活の質を大きく変えてしまいます。

腰椎の圧迫骨折は激しい痛みを伴い、生活の質を著しく低下させます。治療法としては、コルセットの装着やセメント注入手術などがありますが、これらの処置を行える医療機関は限定的です。多くの場合、痛み止めや湿布で対処しながら、自宅でゴロゴロと寝たきりに近い状態で過ごすことになるでしょう。この状態が長期化すると、徐々に体力が低下し、悪循環に陥るリスクが高まります。

「骨密度検査」のタイミングは?

骨密度検査は、骨の健康状態を知るための重要な指標です。そこで、検査を受けるタイミングについて考えてみましょう。

女性は閉経のタイミング、つまり50歳前後に最初の検査を受けることが推奨されています。男性は女性に比べて一般的に骨が強いとされていますが、それでも年齢とともに骨密度は低下していきます。男性は60歳を過ぎたら定期的な検査を受けることが望ましいでしょう。

骨密度検査は保険適用外なので、自費で検査を受けようと考える人はまだ少数派かもしれません。

とはいえ、自費診療は病院によって値段設定が自由なので、医療機関によっては、1000円~2000円程度で通常よりも低く設定しているところもあります。

これは、定期的な検査の重要性を理解してもらい、継続的な健康管理を促すための工夫といえるでしょう。**初回の検査で問題が見つかり、骨粗しょう症と診断されれば、それ以降の検査や治療は保険診療の対象**となります。最初の自費検査は、将来的な健康管理への「自己投資」と捉えて、積極的に検査を受けることを推奨します。

多くの人が「血圧」には注意を払いますが、「骨の健康」についてはあまり意識していません。骨を強くすることは、健康寿命を延ばす上で非常に重要です。骨密度検査で、まずは「骨の状態」を知ることから始めましょう。

骨が喜ぶ生活習慣

骨の健康維持には日々の生活習慣が大きく影響します。では、どうすれば骨を強くできるのでしょうか。

骨を強くするには、カルシウムとビタミンDを適切に摂取する必要があります。カルシウムは、煮干しなどの食品から摂取する方法もありますが、難しい場合はサプリメントを利用してもいいでしょう。ここで、覚えておいてほしいのは、**カルシウムが腸から効率的に吸収されるためには、ビタミンDが必要**だということです。

日光浴で骨を健康にしよう

「日光浴が骨によい」という話を聞いたことはありますか？

実は、これには科学的な根拠があるのです。ビタミンDには、通常のビタミンDと活性型ビタミンDがあります。通常のビタミンDは、日光を浴びることで活性型に変換されます。これが、日光浴が骨の健康に重要だといわれる所以です。

現代社会では、とくに高齢者を中心に、十分な日光浴をする機会が減少しています。都会生活や屋内での生活が中心となり、外出の機会が減っているからです。これでは、ビタミンDの活性化が不十分になってしまいます。

このような状況に対応するため、医療現場ではさまざまな対策が取られています。骨密度検査で骨密度の低下が確認された場合、まずはカルシウムの摂取量を増やす対策が取られます。同時に、活性型ビタミンDの製剤を処方することで、日光浴が不足していても、カルシウムの吸収を促進することができます。

骨のサイクルを整える

骨の健康を維持するためには、骨のリモデリング（骨破壊と骨新生のサイクル）のバランスを整えることも重要です。

この過程には、さまざまなホルモンが関与しています。骨のリモデリングのバランスを調整するためには、骨形成を促進するものや骨吸収（破壊）を抑制する薬剤などがあります。

血液検査などで、**骨密度低下の原因が「骨をつくる力が落ちている」のか、「骨を壊す力が強くなりすぎている」のかを見極めることが大事**です。

原因がわかれば、オーダーメイドで治療方針を決定します。薬剤の種類も多様化し、従来の毎日服用するタイプだけでなく、週1回、月1回、さらには半年に1回の注射で済むものまで導入されています。より患者の生活スタイルに合わせた治療が可能になったといえるでしょう。

骨の健康維持には、薬物療法だけでなく生活習慣の改善も不可欠です。バランスの良い食事、適切な睡眠、そして適度な運動を心がけましょう。とくに、週2〜3回、20〜30分程度の有酸素運動は、骨の健康だけでなく生活習慣病全般に良い効果があります。

100歳を超えても自分らしく生きる

多くの人が健康的な食生活を心がけていますが、「これを食べれば健康になる」という情報が次々と変化するのを経験したことはないでしょうか。

親世代が「健康に良い」と信じていた食習慣でも、今では「実はそうでもない」といわれることも日常茶飯事です。

栄養学は、科学の進歩とともに日々新たな知見が加わる一方で、依然として多くの謎に包まれています。人体、とくに腸内環境については、その複雑さゆえに未解明の部分が多く残されているのです。

腸内細菌が免疫系に及ぼす影響など、重要性は認識されているものの、いまだに全容を解明するには至っていません。実際、腸内環境の8割は科学的に解明されていない未知の領域であり、その複雑さと不明な点の多さから「ブラックボックス」といわれるほどです。

このような状況下で、「何を食べるべきか」という問いに対する明確な答えを得ることは困難です。不確実な情報に悩まされるよりも、**個人の体質や好みに合わせて、「健康に良い」と考えられる食品を無理のない範囲で摂取すること**が賢明でしょう。

私個人としては、毎朝シラスを白いご飯にのせて食べることを習慣にしています。**重要な**

のは、自分が「健康的な食生活を送っている」という意識を持つことです。

ポジティブな意識は心理的な安心感をもたらし、結果として全体的な健康状態にも良い影響を与えます。「病は気から」という昔からの言い伝えがありますが、実際のところ、精神状態と身体の健康には密接な関係があることが知られています。

ポジティブ思考でがん細胞の増殖を抑える

ポジティブな心構えは、食生活に限らず、日常生活のあらゆる場面に良い影響を与えます。**「笑うこと」もその一つで、単なる感情表現以上の力を持っています。**「笑い」には、風邪などの感染症への抵抗力を高める効果があるだけでなく、がん細胞の増殖を抑える働きもあるのです。

私たちの体内では日々がん細胞が発生していて、健康な状態のときは免疫システムがこれらの異常細胞を速やかに排除し、がんの発症を防ぎます。

一方で、免疫力が低下すると、この防御機能が弱まり、がん細胞が増殖して腫瘍を形成する可能性が高まります。

私たちの身体は常にがんと闘っているのです。

このような体内の絶え間ない闘いをサポートするために、日々の生活習慣が重要な役割を果たします。とくに、ポジティブな精神状態を保ち、「笑い」を日常に取り入れることは、私たちの身体に内在する自然治癒力を高め、健康な状態を維持するための強力な味方となるでしょう。

フレイル予防で変わる老後

「フレイル」という言葉を聞いたことはありますか？　最近、医療や健康の分野で注目されていることの言葉、まだ聞き慣れない方も多いかもしれません。

「フレイル」とは、「高齢者の虚弱状態」を指す言葉。具体的には、筋力の衰え、栄養状態の悪化、転倒リスクの増加などが含まれます。

フレイル状態に陥ると、太ももの筋肉が衰えてバランス感覚が悪くなり、転倒しやすくなります。全体的に弱々しい印象になり、運動能力も低下するので、外出を控えることも多くなるでしょう。家にこもることが悪循環を生み、肺炎などの病気にもかかりやすくなってしまいます。

フレイルを予防するためには、適度な運動や筋力トレーニング、バランスの良い食事、社会的な活動も大切です。旅行に出かけて日光を浴び、各地の名物を食べるなど、さまざまな人と交流することで、脳に刺激を与えることもできます。旅行の準備も、物事を整理する能力を維持するのに役立つでしょう。

今後、高齢者の人口は増加していきますが、「血管年齢が徐々に悪化し、骨折のリスクが高まり、認知症になる」というような社会ではなく、**医学的な知見を活用しながら「若々しく活動的な高齢者が中心となる社会」を目指すべきではないでしょうか。**

老後の生活には驚くほどの個人差が見られます。

１００歳を超える患者の中には、頭も非常にしっかりしていて、普通に歩いたり話したりすることはもちろん、ユーモアのセンスまで持ち続けている方がいます。「人生１２０年時代だから、あと20年は大丈夫でしょう」などと冗談を言うと、「いやいや、もう来年でいいよ」と笑いながら返してくれるのです。このような方々は、高齢であっても質の高い生活を送っています。

一方で、80歳でも寝たきり状態で、やっとの思いで生きながらえている方もいます。同じ年齢でも、個人によって健康状態に大きな開きがあるのです。

この差は、さらに若い年齢層でも見られます。一般的に60歳から65歳くらいで健康状態や活動能力に顕著な違いが現れ始めます。これまでの生活習慣の積み重ねが、この年代から目に見える形で現れるのです。

健康的な老後を送るためには、若いうちからの準備が重要です。**定期的な健康診断を受け、その結果に基づいて適切な生活習慣の改善や予防処置を取る**ことが、将来の健康を左右する鍵となります。

一人ひとりが自分自身の健康に責任を持ち、若いうちから将来を見据えた生活を心がけることで、誰もが生涯を通じて生き生きと生活できる可能性を秘めているのです。

100歳を超えてなお、自分の趣味を楽しみ、家族や社会とつながり、新しい挑戦を続けられる――そんな豊かな長寿社会の実現は、私たち一人ひとりの日々の選択と行動にかかっているのです。

第5章

重症患者「日本」の病巣

岐路に立つ「長寿国」日本の医療

私たち日本人は、自国の医療システムをどれほど理解しているでしょうか。医師として長年現場に立ってきた私には、日本の医療は世界に誇れる特徴がある一方で、看過できない課題も数多く存在すると感じています。

先日、永田町で開催された講演会で、イギリス出身の医療専門家から話を聞く機会がありました。他国の医療と比較することで、国際的な視点から日本の医療を見直すことができ、私自身新たな発見がたくさんありました。少子高齢化、単身世帯の増加、老老介護など、日本の医療と社会が直面する課題は深刻化しています。これらは私たち医師が日々の診療で実感する問題であり、同時に日本の将来を左右する重要な社会的課題でもあります。

本章では、日本の医療が直面する現状と課題について詳しく見ていきます。世界に誇れる特徴と、早急に解決すべき問題点を明らかにし、その根底にある構造的な要因を探ります。そして第一線で働く一人の医師として、この国の医療システムが今後どのような方向に進むべきか、その展望を綴っていきたいと思います。

世界に誇る日本の医療システム

日本の医療システムの最大の強みは、行きたい病院を自由に選び、すぐに診てもらえる点です。

「腰が痛い」と訴えれば、その日のうちにレントゲンを撮り、薬を処方してもらえます。場合によっては、MRI検査まで即日で受けられることもあります。日本人にとって、この迅速さはあまりにも当たり前で、その価値に気づくことは少ないかもしれません。

一方、イギリスの医療制度は、公的病院が中心となって形成されていて、全国民はまず指定された「家庭医」に登録する必要があります。他の病院には通えない仕組みになっているので、何かあれば、この家庭医に予約を取らなければなりません。予約は早くても3日後になることが一般的です。

検査が必要な場合は別途予約が必要となり、大きな病院でのレントゲン撮影は早くて1週間後、結果が戻ってくるのにさらに1週間ほどかかります。MRI検査ともなれば、3カ月後の予約になることもあります。これは、驚くことに私が医学生だった30年前と全く変わっていない状況です。

医療機器の普及率においても、日本は世界をリードしています。

次ページのグラフは、OECD（経済協力開発機構）が公表している統計データをもとに作成した各国の高度医療機器の配置状況です。人口100万人当たりのCT台数はイギリスと比べて10倍以上、MRI台数に関しても約8倍の保有率です。CT・MRI共に他国を圧倒していることがわかります。

日本に赴任したり、旅行に来たりしたときに、ちょっとしたケガや病気で日本の医療システムを利用して、3回MRIを受けた人もいると聞きました。

図表6　CT台数（人口100万人当たり）

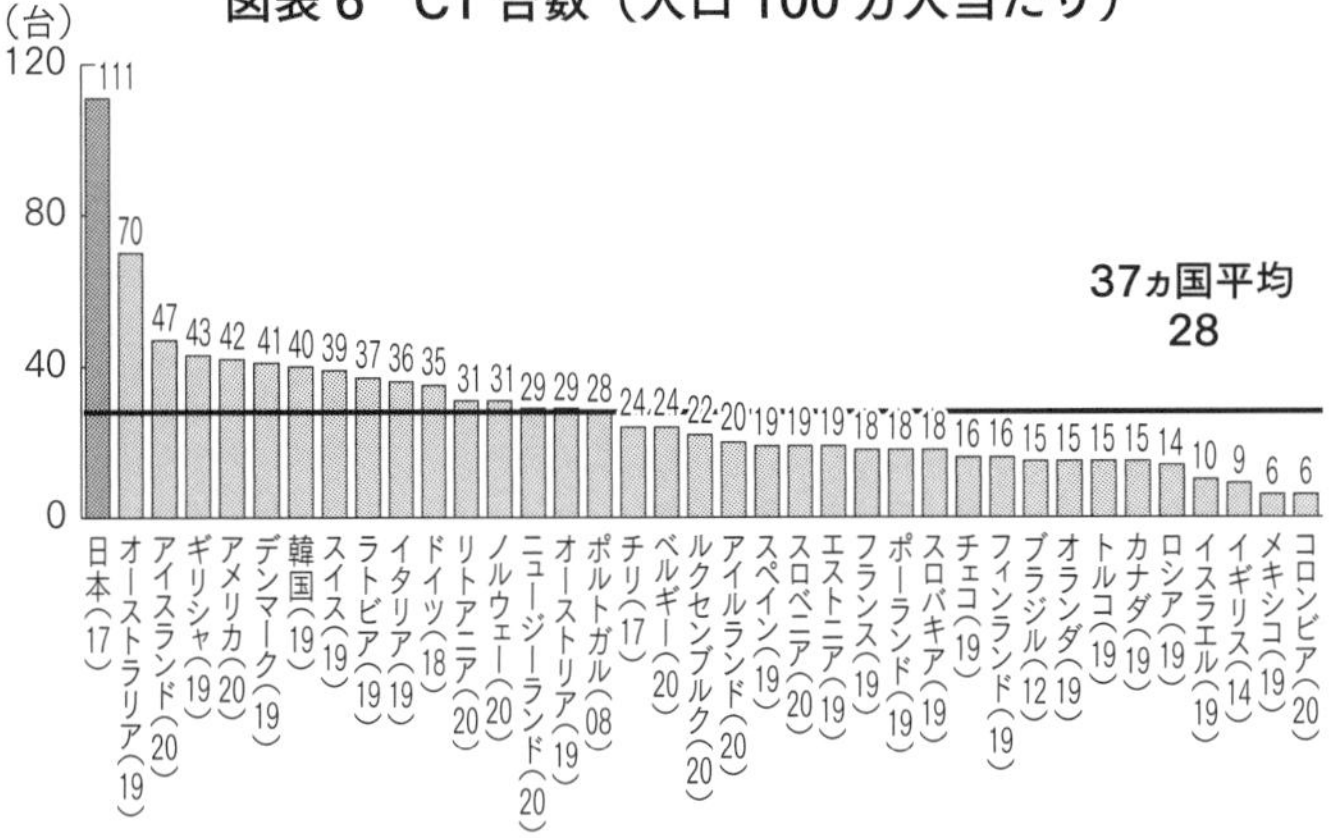

※ベルギーとイギリスは推定値。スペインは暫定値。国名の後の括弧書きは、データ年次（西暦下2ケタ、以下同様）

出典：OECD Health Statistics 2021より著者作成

図表7　MRI台数（人口100万人当たり）

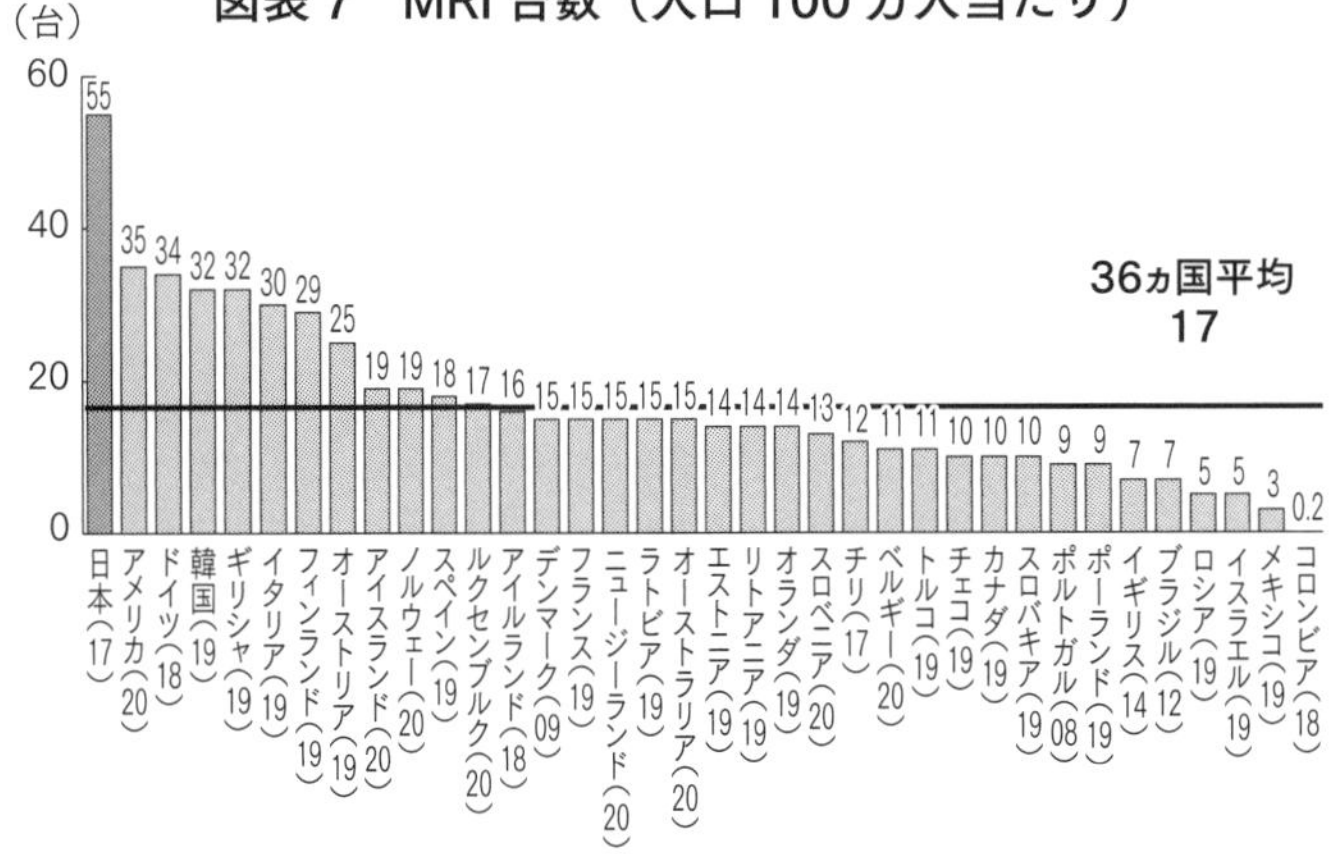

※ベルギーとイギリスは推定値。スペインは暫定値。国名の後の括弧書きは、データ年次（西暦下2ケタ、以下同様）

出典：OECD Health Statistics 2021より著者作成

日本では開業医でもレントゲンや血液検査は当然のこととして行い、超音波検査ができる診療所も珍しくありません。脳外科のクリニックでは、CTやMRIを独自に保有しているところもあります。日本の充実した医療機器と検査体制は、イギリス人の目には信じられないほど贅沢に映るでしょう。

この充実した医療インフラは、多くの日本人にとって生活の基盤となり、高い満足度をもたらしてきました。

また、**日本の医療システムは「国民皆保険制度」であり、全ての国民が低い自己負担額で平等に医療サービスを受けられます。**住む場所や経済状況に関わらず、質の高い医療を当たり前のように受けられる環境で暮らしてきたのです。

しかし、この恵まれた状況が世界標準ではないという現実に、私たちは目を向ける必要があります。

想像してみてください。

クリニックの予約が3日先、レントゲンが1週間後、MRIは3カ月後、手術となればもっと先――こんな状況が日本で起きたら、国民の不満は沸騰し、政権が吹き飛ぶほどの騒動になりかねません。

日本の医療システムは現在、重大な岐路に立っています。少子高齢化による人材不足、財政的な制約など、さまざまな課題に直面しています。これらの問題に対処しつつ、質の高い医療サービスを維持していくことが、今後の大きな課題となるでしょう。

財政難と揺らぐ「国民皆保険」

日本の「国民皆保険」は世界に誇れる素晴らしい制度ですが、現在その持続可能性が懸念されています。最も深刻な問題の一つが、医療財政の逼迫です。

日本経済の長期的な停滞が続く中、医療費は増大し続け、国家財政に重くのしかかっています。さらに、少子高齢化の進行がこの状況を悪化させています。**高齢者の人口増加は医療**

需要の拡大を意味し、同時に少子化は将来の労働力と税収の減少をもたらします。

このままでは、日本の医療システムは財政的にも人的資源の面でも、ますます追い込まれていくでしょう。

今、この状況を支えているのは、**医療従事者たちの献身的な努力と、時として過酷ともいえる業務量**です。彼らの尽力により、日本は世界一の「長寿国」として、国際的にも高い評価を受けています。

一方で、多くの医療機関が経営難に陥っているのも事実です。経済の低迷や少子高齢化の波が、日本の医療システムの土台を少しずつ浸食しているのです。毎年の診療報酬改定では、表面上はわずかな増額が示されることがありますが、実質的にはインフレ率に追いつかず、医療機器や日々の消耗品の仕入れ値が上がるため、医療機関の経営を圧迫しています。

コロナ禍が、この状況をさらに悪化させました。感染症対応に特化した病院は一時的な息継ぎを得られましたが、そうでない多くの医療機関は通常診療の減少により、さらなる経営難に陥ったのです。さまざまな要因が重なり、多くの医療機関が苦しい経営を強いられています。中には廃業を選択せざるを得ない病院も増えてきました。

このような状況下で、私たちが長年享受してきた高水準の医療サービスの継続性に、疑問符がつき始めています。「国民皆保険制度」の見直しは避けられない段階に来ているのかもしれません。

新たな医療システムの模索

次世代の医療環境は、現在よりもさらに厳しいものになる可能性が高いです。今後の日本の医療システムの在り方を考える上で、最も重要なのは**「誰もが平等に高水準の医療を受けられる」という理念と、財政的なバランスをどう取るか**という点です。

少子高齢化が進む中、「国民皆保険」制度で今まで通りの平等を維持しつつ、システムを持続することは財政的に難しい面があります。

一つの可能性として、アメリカのような民間保険を中心としたシステムへの移行が考えられます。最低限の医療は公的保険でカバーし、より質の高い医療サービスを受けるには個人が民間保険に加入するという仕組みです。

とはいえ、このような制度変更は国民の医療費負担増加につながる可能性が高く、慎重な検討が必要になるでしょう。

アメリカでは、「胃ろう」の造設術のような処置を受けるには、月に100万円ほどの自己負担金が必要です。民間保険に加入していなければ、そもそも救急医療も受けられません。**加入者の経済状況によって受けられる医療の質が大きく左右されます**。保険の等級によっても、搬送先の病院が制限されます。無保険者向けの病院も存在しますが、そこで受けられる治療は極めて限定的です。

つまり、「**命の価値が金銭に左右される**」という厳しい現実が存在します。これは、「誰もが平等に高水準の医療を受けられる」という、日本が長年大切にしてきた理念と相反するものです。

また最新テクノロジーを活用し、医療の効率と質を同時に向上させる取り組みも重要です。現代の医療現場では、次々と革新的な技術が導入されつつあります。遠隔操作が可能なロボットに、検査前の説明や高齢者の食事の見守りをまかせることもできます。ＡＩ技術を導入して適切に活用することで、医療の質を向上させつつ、医療従事者の負担軽減や医療コストの最適化も実現できる可能性が高まっています。

日本の医療システムは、持続可能性を模索する段階にあります。しかし、これは単なる危機ではなく、よりよいシステムを構築するチャンスでもあるのです。

医療の質を落とすことなく効率化を図り、予防医療に力を入れて医療費の抑制を目指す。高齢者医療と若年層の負担のバランスを再考するなど、さまざまなアプローチが考えられるでしょう。

医療従事者、政策立案者、そして国民全体が、この課題に真摯に向き合い、議論を重ねていくことで、世界に誇れる新たな医療システムを生み出せるはずです。それこそが、日本の医療の真の強さを示すことになるのではないでしょうか。

医療と政治の密接な関係

医療問題は、しばしば政治や経済の問題から切り離されて考えられる傾向があります。多くの人は、医療の質や体制は主に病院や医療従事者の努力によって改善できると考えがちです。たとえば、保険料を上げれば医療サービスが向上する、あるいは病院がもっと努力すれば良質な医療を提供できるといった見方です。

しかし、**国の政策や制度に大きく縛られているのが現状で、医療機関や従事者の努力だけでは限界があります**。国の診療報酬制度はその一例で、医療機関の収入や提供できるサービスの範囲を大きく左右します。

同様の問題は介護の分野にも当てはまります。高齢者介護や障害者支援の質が低下したり、介護する人が集まらなかったりする問題に対して、単純に「給料を上げれば解決する」という意見がよく聞かれます。

実際は、**介護保険制度によって報酬が固定されているため、各事業者が自由に給与を引き上げることはできません。**

医療や介護の問題は、個々の機関や従事者の努力だけでは解決できない構造的な課題を抱えているのです。

根本的な解決には、政治や経済政策の変革が必要になります。これらの問題は社会全体の課題であり、その改善には国民の積極的な関与が必要不可欠です。つまり、より良い医療や介護を実現するためには、私たち一人ひとりが社会の仕組みづくりに参画することが求められているのです。

少子化がもたらす日本社会の危機

日本社会が直面する少子化問題は、人口減少や労働力不足だけでなく、医療体制にも深刻な影響を及ぼしています。

少子化が進むにつれ、小児科や産婦人科を目指す医学生が減少の一途をたどっているのです。決して「将来の見通しが明るい」とは言えない業界だからです。

とはいえ、子どもが病気になったとき、近くに小児科がないと非常に困ります。そんな中、**小児科や産婦人科が非常に少ない地域が増え、子育て世代が安心して住める場所が限られていく**現象が起きているのです。

妊婦の命を脅かす現状

日本が少子化対策に本腰を入れ、出生率が劇的に改善したとしても、現状では、小児科も産婦人科も医師が圧倒的に足りません。子どもの数が急増すれば、医療体制はたちまち崩壊してしまうでしょう。

医療現場では、国に診療報酬を握られているため、人件費も思うように上げられないのです。一方で、インフレや人手不足を背景に、民間の他業種では給与が上昇しています。

その結果、看護師の中には、従来の病院勤務を離れ、起業や他業種への転職を選択する人が増えています。

訪問看護ステーションの立ち上げや、医療とは無関係の事業を始める人もいれば、他業界からのスカウトに応じる人もいます。**看護師の資格を持ちながら、実際には看護師として働いていない人の割合が増加**しているのです。


この問題に対処するためには、医療人材の育成が急務です。

現行の「地域枠」制度は、特定の地域での勤務を条件に医学部の学費を支援する仕組みで、地域の医師不足解消を目指しています。「地域枠」に加え、医学部入試に「小児科・産婦人科枠」を設け、通常よりも入学基準を緩和し、さらに学費を免除するなどの施策が考えられます。この枠で入学した学生には、卒業後10年程度は小児科か産婦人科での勤務を義務づけ、違反した場合は学費の返還を求めるなどのペナルティを設けることも一案です。


また、周産期医療の地域格差も深刻な問題です。リスクの高い妊娠や緊急時の対応には、高度な専門知識と設備が必要ですが、そうした体制を整えられる医療機関は限られています。

現在、**妊婦の脳卒中や心臓発作に対応できる医療機関は、一つの県にたった一つしかない**

こともあります。

健康な妊婦を診る病院はある程度ありますが、妊婦が重篤な疾患を起こしたときに診てくれる医療機関は極めて限られているのです。その結果、妊婦側が長距離移動を余儀なくされ、適切な治療のタイミングを逃してしまうリスクが高まっています。へき地に住んでいれば、命に関わる事態さえ起こりかねません。

医療の地域格差の解消は、単に医療機関の数を増やすだけでなく、人材育成、技術導入、そして社会システムの再構築など、多岐にわたる課題に取り組む必要があります。

日本の医療体制全体の底上げにつながる重要な課題であり、少子化対策と密接に関連する重要な政策課題といえるでしょう。

誤算だらけの未来予想図

少子化問題の深刻さを日々の診療で実感している立場から、現状の対策では不十分だと感じています。

仮にですが、少子化対策の一つの大胆な提案として、「子ども1人に1億円の支援」はどうでしょう。突飛に聞こえるでしょうか。しかし、それほどの価値があるのです。

もちろん、お金だけでは解決しません。働き方改革や保育サービスの拡充など、**社会全体で子育ての環境を整える「本気の対策」が必要**です。

子どもは未来への投資であり、その価値は計り知れません。1億円は極端かもしれませんが、それくらいの覚悟で少子化対策に取り組むべき時期に来ているのです。

実際、フランスなど、ある程度少子化を食い止めることに成功した国もあります。日本の社会に合うように工夫して有効な対策を講じれば、少子化は改善できる問題なのです。

少子化は日本だけの問題ではありません。世界中の先進国で経済成長が鈍化し、少子高齢化が進んでいます。かつては人口爆発が懸念されていた発展途上国でさえ、将来の人口推計が一定のところで頭打ちになり、その後減少に転じる傾向が見られます。

つまり、未来は世界全体が人口減少時代に突入する可能性があるのです。昔は「どんどん人口が増えて、宇宙にも移民をして……」という話もありましたが、現実はどうもそうではないようです。**人類の未来予想図が、私たちの想像とは違う方向に向かっている**のです。

外国人労働者と日本の未来

人口減少時代に突入する可能性がある世界情勢の中で、日本は深刻な労働力不足に直面しています。この課題に対する一つの解決策として、外国人労働者の受け入れが注目されています。

私の病院では、この社会的ニーズに応えるとともに国際貢献を行うため、ミャンマーからの人材を受け入れています。２０２１年の軍事クーデター以来、経済的にも医療レベルにおいても厳しい状況が続くミャンマーの方に、日本で看護補助として働きながら介護福祉士のライセンスを取得する機会を提供しているのです。

日本で働きながら必要なスキルを身につけてもらい、最終的にはミャンマーに帰国し、母国の介護水準向上に貢献してもらうことが目的です。

しかし、この取り組みには課題も存在します。**特定技能などの制度で来日した人々が、ライセンス取得後に永住権を得て、さらに家族も呼び寄せるケースが増えている**のです。この現象は医療現場に限ったものではありません。近年、日本の労働力不足により、さまざまな産業分野で外国人労働者の受け入れが進んでいます。

厚生労働省の「外国人雇用状況」によると、2023年10月末時点で、外国人労働者数が200万人を超えています。これは届出が義務化された2007年以降で過去最高の数字です。

次ページのグラフは、外国人労働者数の推移を示しています。

このデータから、外国人労働者の数が年々増加していることや、外国人労働者が少子高齢

図表８　在留資格別外国人労働者数の推移

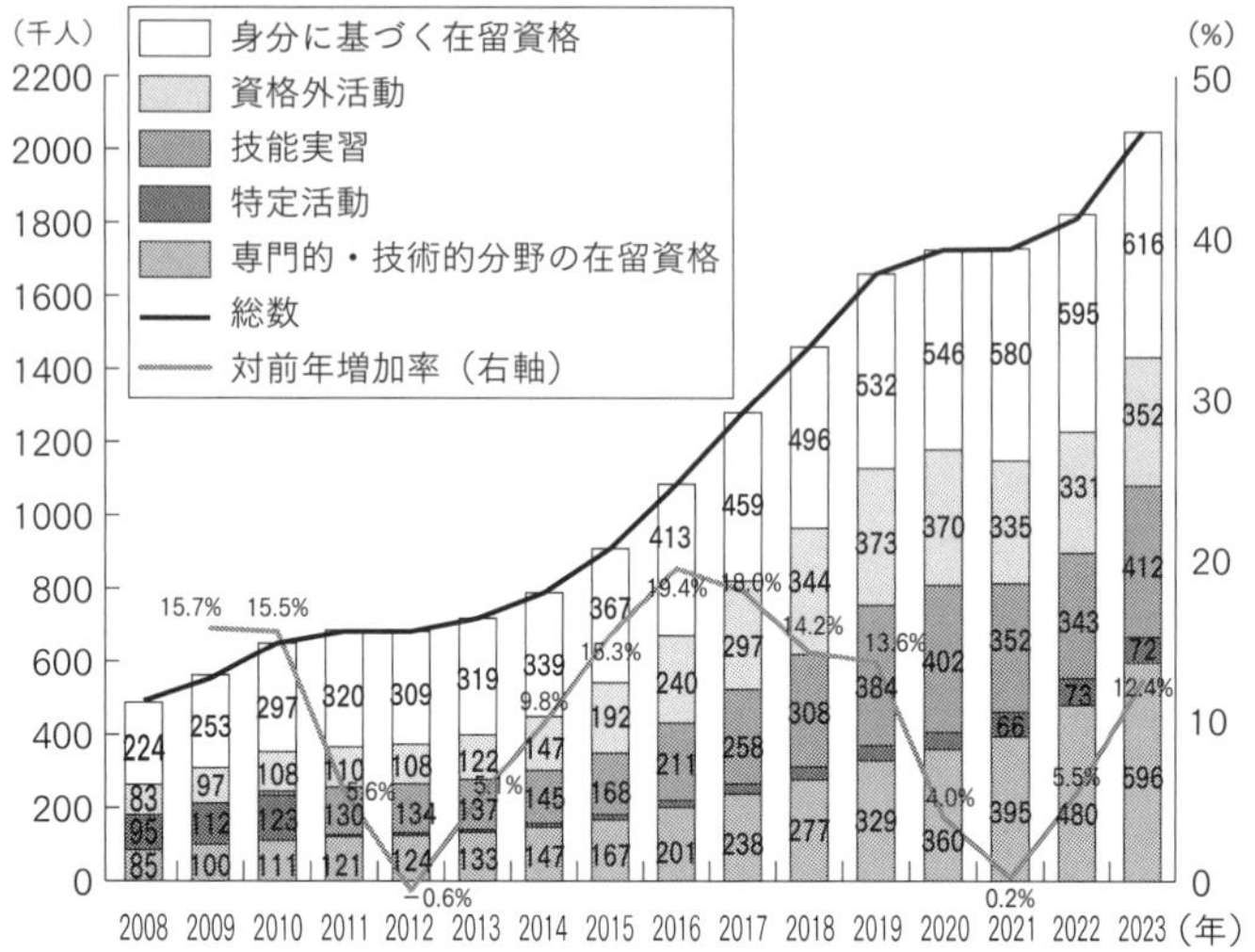

出典：厚生労働省発表資料をもとに著者作成

化の一途をたどる日本の産業界において重要な役割を果たしていることがわかります。

実際に私たちの周りでも建設業、製造業、農業、サービス業など、多くの分野で外国人労働者の姿を見かけるようになりました。彼らは日本の労働力不足を補う重要な存在となっていると同時に、日本社会の構造にも大きな変化をもたらしています。

もしこのまま、**日本社会における外国人の割合が徐々に増加し、日本**

人が外国人に置き換わっていく現象が進むとどうなるでしょうか。

この状況は、生態系における外来種の問題に類似しています。自然界では外来種の侵入により在来種が駆逐されることがあります。同じように、人間社会においても同様の現象が起こる可能性があります。

将来、「日本」という国は存続しても、住民のほとんどが外国出身者になるかもしれません。これは人種差別的な考えではありません。むしろ、日本の先人たちが築いてきた安全で豊かな日本の社会システムが失われるのではないかという懸念です。

日本の充実した医療制度や社会保障は、長年にわたる先人たちの努力の結果として確立されたものです。これらの恩恵を、海外からの移住者が享受し、さらには主流となっていく状況は、果たして望ましいものでしょうか。今のままでは、純粋な日本人が少数派となり、最終的には絶滅してしまうような未来さえ想像されるのです。

日本の伝統や文化、そして日本人としてのアイデンティティを維持しつつ、いかにしてグローバル化に対応していくか。これは現代の日本社会が直面する重要な課題の一つといえるでしょう。

高齢化社会の課題と展望

地方の医療問題は小児科や産婦人科に限らず、高齢者医療にも及んでいます。医師不足により、高齢者の受け入れ能力が低下しており、地方ほど高齢化率が高いことから、その影響は深刻です。

日本の医療システムの特徴として、病院の数が多く、医師や医療従事者が分散している点が挙げられます。**日本では、医療施設の多くが民間病院であるため、統合や再編は困難です。**各病院にオーナーがいるため、統廃合の実現には多くの障壁があるのです。

病院の統廃合が地方の高齢者医療問題の解決につながる理由は、医療資源の効率的な集中と活用にあります。

病院を統合することで、分散していた医師や看護師、医療機器などを1箇所に集中させるのです。また、経営の効率化によって財政的な余裕が生まれ、最新の医療機器の導入や専門医の確保もしやすくなるでしょう。結果として、高齢者を含むより多くの患者に質の高い医療を提供できるようになるのです。

海外、とくに欧州では公立、公的病院が主流である国が多く見られます。新型コロナウイルス感染症のパンデミック時には、公立病院中心のシステムを持つ国々は、政府が一斉に指示を出し、迅速な対応が可能でした。病院の統合や再編においても、公立病院が中心であれば、国や自治体が主導して進めることができます。

統廃合を含む医療システムの改革は、地方の高齢者医療問題の解決に向けた重要な手段の一つとなる可能性があります。今後、日本の医療システムをどのように改善していくかは、高齢化社会に対応するための重要な検討課題となるでしょう。

日本の医療崩壊は東京から始まる⁉

都市部、とくに東京都の医療体制は、一見すると地方に比べて充実しているように見えます。現時点での高齢化率は地方ほど高くなく、医師や医療従事者の人口比も比較的恵まれた水準にあります。しかし、この状況は急速に変化しつつあり、都市部の医療体制にも大きな課題が浮上してきています。

東京が直面する特徴的な問題は、**今後予想される急激な高齢化**です。

地方ではすでに高齢化が進行し、人口構成がある程度安定している中で、東京はこれから本格的な高齢化の波を迎えようとしています。とくに、**団塊ジュニア世代という大きな人口層が高齢期を迎えることで、全国一とも言えるような急激な高齢化が進む**と予測されています。

現在でも、救急搬送の多くが高齢者によるものとなっていますが、この傾向はさらに加速すると考えられます。70代、80代、90代の患者が主流となり、60代の患者でさえ「若い」と感じられるような状況が、より一般的になっていくでしょう。

地方の医療体制はすでに厳しい状況にありますが、ある程度の低水準で安定してきており、地域の創意工夫で何とか維持できる可能性があります。

皮肉にも、日本の医療体制の崩壊は、最も整備されていると思われていた東京から始まる可能性があるのです。

高齢化時代の病院マネジメント

高齢化の進行は、社会のあらゆる面に影響を及ぼしますが、医療システムへの影響は顕著です。これまで**急性期病院は、手術やカテーテル検査など、比較的高単価の医療行為によって経営を維持してきました**。しかし高齢化の進行に伴い、状況が大きく変化しつつあります。**高齢患者は、比較的単価の低い治療がメインであり、急性期病院の経営を圧迫しているの**です。さらに、高齢者は治療に時間がかかる傾向があり、病院に課せられた平均在院日数の制限を超えてしまうケースも増えています。制限を超過すると病院側に経済的なペナルティが科せられ、収入が大幅に減少するのです。

入院基本料には初期加算があり、在院日数が少ない患者数の占める割合が大きいほど、診療単価は増加します。

高齢患者の場合、一度退院しても短期間で再入院するケースも多いです。再入院が短期間に起こると、新規入院としてカウントされず、前回の入院の延長とみなされ、平均在院日数の計算に不利に働きます。

従来であれば、急性期での初期治療後は回復期病院や療養型病院が患者を受け入れ、長期的なケアを担当していました。

しかし高齢化の進行に伴い、これらの後方支援病院も満床状態が続き、急性期病院からの患者の受け入れが困難になっています。結果として、本来であれば転院可能な患者が急性期病院に滞留し、病床回転率の低下と収益性の悪化を招いているのです。

あくまで経営的な視点でいえば、この状況は負担増でしかありません。急性期病院は高齢患者の受け入れに消極的にならざるを得ないでしょう。国の政策方針は、高齢患者の増加に対応するため、急性期病院を高齢者医療に特化した施設へと転換することを推奨しています。

しかし、急性期病院の医師や看護師は、手術や高度な処置など、専門的なスキルを要する医療を提供することで、自身のスキルを維持し、やりがいを感じています。特殊なスキルを必要としない高齢者の一般的な疾患治療への転換は受け入れがたく、モチベーションを保つことが難しくなるでしょう。

また、**高齢者の肺炎など、一般的な疾患は高度なスキルを必要としない一方で、介護負担が非常に大きいのが特徴**です。

認知症で歩き回り、病状の理解も困難で、自身の安全を確保することが難しい患者もいます。ベッドから起き上がって転げ落ちそうになるのを必死で止めたり、場合によっては身体拘束という非人道的なことまで行ったりという状況です。このような患者がどんどん増えると現場が回らず、看護師も疲弊してしまいます。

この問題には、急性期病院の役割の再定義、後方支援病院の拡充、在宅医療の強化、そして医療従事者の労働環境改善など、多角的かつ抜本的な改革が必要となってくるでしょう。

日本脱出⁉ 高齢者の新たな人生設計

都市部の急激な高齢化に対する一つの解決案として、高齢者の「地方移住」があります。

東京など、都市部の高齢者は比較的裕福な層が多いため、経済的な余裕があります。その経済力を持って地方に移住することで、地方の医療や介護体制の維持にも貢献できる可能性があります。これは地方にとっても、人口減少対策や経済活性化の観点から魅力的な選択肢となり得るのではないでしょうか。

さらに視野を広げると、高齢者の「国外移住」という選択肢も浮上してきます。

すでに日本の年金を活用して、海外の高齢者施設でケアを受ける人もいます。東南アジアなどでは、比較的安価で質の高い高齢者ケアを受けられる施設が増えており、日本人高齢者にも人気です。近年の円安傾向はこの動きに逆風となっていますが、今後の為替動向次第では再び活発化する可能性があります。

「若者の海外出稼ぎ」が流行っているように、今後は「高齢者の日本脱出」が流行るかもしれません。とはいえ、ある程度、金銭的に裕福な高齢者しか日本を脱出できないのは事実でしょう。

自動的に日本に残るのは、お金を持っていない生活保護などの高齢者ということにもなりかねません。そうなると、さらなる医療・介護負担の増大につながり、悪循環を生み出す恐れがあります。短期的な対症療法ではなく、長期的な視点に立った熟考が不可欠です。

私たちの多くが、目の前の問題や比較的近い将来のことにのみ目を向けがちな中、100年、500年、1000年先の日本の姿を想像し、対策を講じることは容易ではありません。

政治家ですら数年ごとの選挙結果に注力するあまり、長期的な国家戦略の立案や実行が疎かになっている可能性があります。その証拠に、長年指摘され続けてきた少子高齢化の問題はいまだ有効な改善策が実施されておらず、東京都の出生率は1を割り込んでいます。

今後は、より積極的かつ効果的な対策の立案と実行が求められるでしょう。

崩れゆく「命の平等」

日本の医療システムは、長年にわたり「命の平等」という理念を掲げてきました。**経済状況や社会的地位に関わらず、全ての人々に医療へのアクセスを保証する**ことを目指してきたのです。

ホームレスや経済的に困窮している人でも、何かあれば救命救急センターに搬送され、必要に応じて人工呼吸器やＥＣＭＯ（体外式膜型人工肺）などの高度な医療処置を受けられる体制が整えられていました。

この理念は医療現場の姿勢にも反映され、高齢で基礎疾患を持つ患者であっても、本人が希望し、救命の可能性がわずかでもあれば最大限の努力を行う傾向がありました。

医療チームは、患者の年齢や状態に関わらず、全ての医療資源をつぎ込んであらゆる手段を尽くし、1%の可能性にかけて生命を守ろうとしていたのです。これは、**日本社会が個々の命を極めて重要視してきたことの表れ**でした。

コロナ禍による変化

しかし、コロナ禍によってこの状況は一変。一部の人の中には新型コロナウイルス感染症を「ただの風邪」と軽視する傾向がありましたが、ワクチンも効果的な治療薬も存在しない状況下では、若年層でも死亡例が報告され、高齢者においてはさらに高い確率で重症化や死亡のリスクがありました。

とくにデルタ株流行時には、救急車を呼んでも搬送先が見つからない事態が頻発。6〜8時間経過しても見つからず、一度家に帰ってもらうケースもあったほどです。40代や50代の比較的若い世代でさえ病院に入院できず、自宅で亡くなるケースが相次ぎました。

重症患者の救命に必要なＥＣＭＯなどの医療機器は極めて限られた資源です。たとえば、埼玉県全体でもＥＣＭＯの台数はわずか20台程度。患者数が１万人を超えるコロナ禍では、全ての患者に対応することは物理的に不可能でした。

この危機的状況下で、医療現場は苦渋の選択を強いられました。70歳の患者と30歳の患者が同時に治療を必要とする場合、**限られた資源を若い世代に優先的に割り当てざるを得ない状況が生まれた**のです。

この２人の命の重さを、誰がどのように判断できるというのでしょう。

従来であれば、たとえ80代の患者であっても、基礎疾患がなく、家族のサポートがしっかりしている場合、一時的な重症肺炎であればECMOを使用してでも救命を試みる可能性がありました。70代の患者ならなおさらです。このような手厚い医療は、日本の救急医療システムの優れた特徴の一つだったのです。

しかしコロナ禍では、70代80代の高齢者、とくに高齢者施設入所者などは、たとえ普段は元気で自立した生活を送っていたとしても、一律に「高齢者」というカテゴリーで判断され、治療の機会を失うことが少なくありませんでした。

「断らない救急」の終焉

コロナ禍の危機的状況は、医療者の意識にも変化をもたらしました。「この状況下では全ての患者を診ることはできない」「患者を断ることが、限られた医療資源と現場の医療従事者を守るための正義である」といった考え方が広がったのです。

かつての「断らない救急」という理念は、この危機的状況の中でほぼ壊滅したといえるでしょう。

とはいえ、この問題はコロナ禍だけに起因するものではありません。長引く経済の停滞、いわゆる「失われた30年」の影響や円安などにより、日本という国家自体の経済基盤が揺らいでいます。

その結果、医療費の確保が困難になり、**「高齢者一人の命を救うために、膨大な医療費を投入することは難しい」**という考えが台頭しつつあるのです。

つまり、経済的な制約が、医療の在り方に大きな影響を与え始めています。かつての「命の平等」という理念は、現実の壁にぶつかり、再考を迫られています。限られた医療資源と経済的制約の中で、いかにして公平で効果的な医療を提供していくか。この難題に、日本社会は今後も向き合い続けていく必要があるでしょう。

避けられない「命の選別」

医療の現場で、静かに、しかし確実に進行している「命の選別」。**社会的地位や経済力によって、受けられる医療の質が左右される**という厳しい現実です。

大病院では、裕福で社会的地位の高い患者が手厚い治療を受ける一方、生活保護受給者や高齢者は、しばしば後回しにされる。言語聴覚士の配置一つとっても、その偏りは明らかです。誤嚥性肺炎を患った患者に行われる言語聴覚士による「誤嚥のリハビリ」といった丁寧な対応は、「余裕のある患者のためのもの」となりがちです。

限られた人員と財源の中で、医療者は常に決断を迫られます。

救急現場では、この「選別」がより鮮明になるでしょう。重症者が同時に2人来て、一方は働き盛りのビジネスパーソン、もう一方は90歳を超える寝たきりの生活保護受給者。トリアージ（災害時などに多数の傷病者が出た場合、治療や処置の優先順位をつけ、分類すること）の名のもとに、優先順位が決められるのです。

入院後も状況は変わりません。生活保護受給者や高齢者への対応は、時には露骨なまでに冷淡になることがあるのです。**人権の重みが、「一般人」から「高齢者」、そして「生活保護受給者」へと、階段を下るように軽くなっていく**。これは医療だけでなく、社会全体の縮図ともいえるのかもしれません。

もちろん、全ての医療機関がこうした状況にあるわけではありません。しかし、日本の医療システム全体を見渡せば、財政的にも限られた医療資源の中で「命の選別」を行わざるを得ない現実があります。

「命の選別」という現実から目を背けるのか、それとも正面から向き合うのか。社会の最も弱い立場にある人々の命を守ることは、私たち一人ひとりの責任です。この問題に取り組むことは、単なる医療制度の改革にとどまりません。

それは、私たちが何を大切にする社会を目指すのか、その価値観を問い直す機会にもなるでしょう。

増える「老老介護」と問題点

高齢化社会が進む日本において、さらに複雑な問題として浮かび上がってくるのが「老老介護」の増加です。**「老老介護」とは、主に65歳以上の高齢者が高齢の親や配偶者、兄弟などの介護を担う状況**をいいます。日本の急速な高齢化に伴い、この現象は年々増加しています。

老老介護の背景には、核家族化の進行や、子どもたちの都市部への流出などがあります。かつては、若い世代が高齢者の面倒を見るのが一般的でしたが、現在では高齢者自身の意識も変わり、「子どもに迷惑をかけたくない」「多忙な別居家族に負担はかけられない」など、自分たちで何とかしようとする傾向が見られます。

今では「老老介護」という言葉が一般的になったように、高齢の夫婦が共に医療機関を訪れる光景も珍しくありません。

高齢夫婦の診察室

高齢の夫婦が医療機関を訪れる光景は、実に心温まるものです。さらに、長年通い慣れた病院では、医療スタッフとの間に深い信頼関係が築かれていることも多いです。時には「ピンピンコロリがいいね」といった軽い冗談を交わせるほど、打ち解けた関係になることもあります。

高齢者同士で支え合う状況で夫婦のどちらかが急病で倒れたとき、遠方に住む子ども家族が急にやってきて、初めて主治医と対面することがあります。

子ども家族はこれまでの経緯や患者の希望を十分に理解していない状態で、重要な決断を迫られることになり、「こうしてください、ああしてください」と要望を出すことがあります。このような**突然の介入は、患者本人と医療スタッフが長い時間をかけて築き上げてきた信頼関係や、それに基づいて決定された治療方針を大きく揺るがす可能性があります。**結果として、患者本人にとって必ずしも望ましくない状況が生まれてしまうことが少なくありません。

一方で、高齢の夫婦だけで通院している場合にも課題があります。彼らは医師の前で取り繕い、状況を実際よりも良く説明してしまうことがあります。若い家族が同席することで、初めて家庭での実際の状況が明らかになることがあるのです。

高齢の夫婦が言い出しにくかった経済的な問題や、互いの介護負担の深刻さなど、本人たちが言いづらかった現実を、客観的に伝えられることも珍しくありません。

理想的な家族の付き添い方

医師の立場でいうと、最も理想的なのは、**家族が時々診察に同席し、患者の様子を伝えた**

り、医師と患者の間で決められた方針を確認したりすることです。

高齢の夫婦と医師との信頼関係を基盤としつつ、家族も治療方針を共有し、理解を深めることができます。とはいえ、毎回家族が同席すると、和やかだった診察室の空気が、急によそよそしいものになることがあります。さらに、医療行為に対して過度に警戒的な態度を取ると、まるで弁護士を同伴しているかのような緊張感が生まれ、医師は常に言動に気を配らなければならなくなります。これは医師にとって大きなストレスとなり、「監視されている」という不快感を生む可能性があります。

認知症が進行し、患者本人からの情報が全く当てにならない場合は、家族の同席は必要不可欠です。

しかし、**高齢の夫婦が十分な認知機能と判断力を保持し、コミュニケーションが可能な状況では、半年に1回、あるいは年に1回程度の同席が望ましい**でしょう。

このペースであれば、家族が患者の状況を把握し、医療方針を確認するのに十分であり、かつ医師と患者の関係性を邪魔しない程度に抑えられます。

一方で、家族が全く来ない状況では、緊急事態が発生した際に初めて家族と対面することになります。それまでの治療方針や患者との合意事項について、理解の齟齬が生じる可能性があるので注意が必要です。

加齢に伴う老いのスピードは個人差が大きいです。若い頃と変わらぬ明晰さで、話すこともつじつまが合っていて、身体的にもまずまず健康なら、家族が診察に同席する必要性は低いでしょう。

しかし、**微妙な変化の兆しを見逃さないこと**も重要です。会話の内容が少し要領を得なくなったり、記憶の曖昧さを想像や演技でカバーしようとする様子が見られ始めたりした場合は、家族の関与が必要となる兆候かもしれません。

診察同席の目的は、現在の治療方針の確認や、緊急時の対応方針（延命治療の是非など）について、医師、患者、家族の三者で合意形成を行うことです。

医師は、「現在はこのような方針で治療を進めていますが、ご家族のみな様もご納得いただけますでしょうか」といった形で確認を取り、話し合いの内容は、必ずカルテに記録しておきます。

カルテは公文書なので、将来、何らかの緊急事態が発生し、家族と連絡が取れない状況に陥ったとしても、カルテの記録があれば、医師は自信を持って治療方針を決定し、延命治療の実施・不実施を含めた重要な判断を下すことができます。

家族構造の変化

昭和40年代から50年代にかけて、日本の典型的な家族像は「夫婦役割分担型」でした。夫が一家の大黒柱として働き、妻は専業主婦として家庭を守るという構図が一般的だったのです。

現代の日本では、「共働き」が当たり前で、さらには祖父母世代も労働力として活躍するケースが増えています。**労働力の増加にもかかわらず、日本のＧＤＰ（国内総生産）は30年前とほぼ同水準にとどまっている**のです。

日本のＧＤＰが横ばいで推移する一方で、他のアジア諸国は著しい経済成長を遂げています。

１人当たりのＧＤＰは韓国や台湾に追い抜かれ、シンガポールとの差はさらに開いています。東南アジア諸国にも追い上げられる状況にあり、日本の相対的な経済的地位は低下の一途をたどっています。

労働力増加の皮肉な結果

現在の日本のＧＤＰは、30年前と同水準を維持していますが、中身は大きく変化しています。**かつては男性一人の労働力で達成できた経済規模を、現在では夫婦共働きに加え、高齢者の労働参加によってようやく維持している状況**なのです。

共働き世帯の増加に伴い、仕事と育児の両立も大きな社会問題となっています。女性が仕事をしながら子育てを行うことの大変さは明白であり、男性の育児参加も、現実的には容易ではありません。

妻に子育てを一任し、夫は働くことのみに集中するような、かつての「夫婦役割分担型」は、現代では「時代錯誤」と批判されることもあります。しかし働くことに加えて、育児や家事の分担も求められる現代の状況は、結婚や家庭を持つことへの不安を高める可能性も否めません。

働く女性の現実

日本の経済状況が停滞する中、多くの家庭で共働きが必要不可欠となっています。この状況は、必ずしも**女性の自由な選択や社会進出の結果ではありません**。

むしろ、家計が大変なので、やむを得ず働かざるを得ない状況に陥っている女性も少なくないでしょう。自己実現や趣味、生きがいのために働く女性は、どんどん活躍してほしいです。一方で、生活のために嫌々働いて、夫と喧嘩しながら家事育児を押しつけ合った結果、離婚するような社会は健全とはいえません。

このような社会の歪みは、個人の幸福度を低下させるだけでなく、少子化問題にも影響を与えかねません。働きながら家事と育児をこなすことの難しさが、結婚や出産を躊躇させる一因となってしまうのです。

かつて、女性の社会進出は先進的で魅力的なイメージがありました。働く女性は「輝いている」「かっこいい」と評価され、それが一種の憧れでもあったのです。

しかし、今では状況が一変し、専業主婦が「贅沢品」となっています。経済的に苦しい家庭は、共働きをしなければ生活できないからです。「働かなくてもよいこと」が贅沢だと考えられるようになり、経済的に余裕があり、働く必要がない専業主婦を「うらやましい」と思うような時代になっているのです。

経済的な余裕があり、自分の意志で働くか働かないかを選択する——そんな当たり前のことが、今や多くの人にとって手の届かない夢になってしまっているのかもしれません。

おひとり様の「命の価値」

あなたは「おひとり様」の生活に憧れを抱いたことはありませんか？

自由気ままで、誰にも縛られない生活は、多くの人にとって魅力的に映るかもしれません。しかし、その選択が自分の命の価値を左右する可能性があることを、どれだけの人が知っているでしょう。

医師として日々の診療に携わる中で、私は「おひとり様」が直面する厳しい現実を目の当たりにしてきました。それは、一般的には見過ごされがちな課題かもしれません。医療や介護の現場で働く者として、率直にお伝えする必要があると感じています。

「おひとり様」の思わぬリスクと向き合うべき現実、そして社会全体で考えるべき問題について、ここで深く掘り下げてみたいと思います。

「おひとり様」の最期

今、結婚しないことを選択する人が増えています。個人の自由を尊重する風潮は、とくに若い世代にとって魅力的に映ります。

若いうちは、病気のことをあまり意識しないのと同じように、結婚や家族についても深く考えることが少ないものです。費用対効果を重視する「コスパ」や時間の使い方の効率を重視する「タイパ」という言葉が流行っているように、自由や時間、お金の使い方を優先しがちです。

とはいえ、いざ自分の体が弱り、高齢になったとき、この選択を後悔することはないのでしょうか。

「おひとり様」が将来の人生にどのような影響を与えるのか、とくに人生の最期を迎えるときに何が起こり得るのか、慎重に考えてみる必要があります。

「おひとり様」の最期とは、どのようなものなのでしょうか。

近年、いわゆる「おひとり様」として人生の最期を迎える高齢者が増加しています。在宅医療が充実している地域では、独居高齢者の看取りにも取り組んでいますが、そこには避けられない現実があります。

病院や施設に行くこともなく、家族もいない、あるいは音信不通の状態で、アパートの一室ですでに冷たくなった状態で一人、発見されるケースです。これは決して稀なことではありません。私たち医療従事者がよく目にする「おひとり様」の最期の姿であり、社会が直面している重要な課題なのです。

これを「幸せな死」と呼べるのでしょうか。

家族に囲まれ、感謝の言葉とともに旅立つ人生の終わりと比較せずにはいられません。たとえ本人の意思を尊重した結果であっても、医師として看取る側にとっては複雑な感情を抱かざるを得ず、どこかやりきれない思いが残ることは否めないのです。

誰も語らない「おひとり様」の弱点

この問題を考える上で、医療現場から見た「おひとり様」の実態についても触れる必要があります。多くの人は考えたことがないかもしれませんが、**医療現場には「扱いやすい患者」という意外な視点が存在します。**

そして「おひとり様」、つまり独居で身寄りのない患者は、医療者にとって扱いやすい存在となることがあります。**治療がうまくいかなくても、クレームを言ってくる家族がいない**からです。批判を恐れずにいえば、「命の価値」に差が生じているのです。

家族がいる患者と、家族がいない患者では、命の扱われ方に違いが出てきます。この違いは、医療の現場で具体的にどのように現れるのでしょうか。

たとえば、生存率が50％の治療を行う場合を考えてみましょう。家族がいれば、その家族にしっかりと説明し、治療のメリットとデメリットを話し合います。患者本人が発症前にどのような考えを持っていたかなども、家族を通じて知ることができます。そうした情報を踏まえて、できる限り本人の意思を反映し、手を尽くして治療を行うのが基本的なスタイルです。

一方、「おひとり様」の場合はどうでしょうか。同じ生存率50％の治療であっても、状況は大きく異なります。

患者本人の意思確認が難しい場合、医療従事者は限られた情報の中で判断を下さなければなりません。本人の過去の希望や価値観を知る手がかりが少ないため、治療の選択肢が狭まる可能性があります。**「おひとり様」には、手術の内容を説明する人も、発症前の本人の意向を確認する人もいないのです。**

五分五分の確率で亡くなるか生存するか、さらには合併症で人工呼吸器が外せなくなり植物状態になる可能性もあります。週3回の高額な透析治療を続けたり、食事ができない状態になり、胃ろうをつくって5年、10年、20年と医療機関で過ごすことになったりするかもしれません。とはいえ、おひとり様の場合、万が一、植物状態になっても、誰もその状況を歓迎しませんし、見舞いに来る人もいないのです。

こうした状況は、「おひとり様」の患者にとってとくに厳しいものとなります。家族がいれば、長期的な視点で患者の意思を推し量り、生活の質を考慮した判断ができる可能性があります。しかし「おひとり様」の場合、そのような判断を代わりに行う人がいないのです。「おひとり様」がこのような状況に陥ったとき、医師や看護師、ソーシャルワーカーなどの多職種チームで、その患者にとって最善の治療方針を相談して決めます。

ただ、この問題は個人の範疇を超え、社会全体に関わる課題となるものです。なぜなら、「おひとり様」の治療費は誰からも払われることなく、国民の税金で賄っていくことになるからです。「おひとり様」の選択にはさまざまな理由があり、その生き方自体を否定するものではありません。

しかし、社会保障制度の持続可能性という観点から見ると、複雑な問題が浮かび上がってきます。生活費を削り、子育てなどにお金を使って社会に貢献してきた人々の立場からすると、自身のためにお金を消費し続けてきた「おひとり様」が最期に多くの公的資源を使用することに対して、違和感を覚えることもあるでしょう。

「おひとり様」の増加は、医療制度や社会保障制度にも大きな影響を与えかねません。社会としてどのようなサポート体制を構築できるか、真剣に考える必要があります。個人の選択の自由を尊重しつつ、同時に社会全体の持続可能性も考慮しなければならないのです。

緊急時に明らかになる「おひとり様」の厳しい現実

「おひとり様」の状況をさらに厳しくしているのは、法的な側面です。多くの人は、親密な友人がいれば大丈夫だと考えがちですが、現実はそう簡単ではありません。

緊急時、本人の意思確認ができない状況で、治療方針を決定する権限を持つのは家族のみです。友人はどれほど親密であっても、法的には一般人と変わらないのです。

本人に意識があり、医師から治療方針を聞いて友人と相談し、最終的に自分で決断を下すのであれば問題ありません。しかし、本人が意思表示を書面に残していても、今の日本では法的に完全には保証されていない状況です。

突然急病で倒れて治療方針を決めなければならないとき、友人が来ても延命処置の是非を法的に決める権限はありません。決められるのは、やはり家族なのです。後見人制度もありますが、基本的に財産管理が主で、医療方針を決める権限はありません。

さらに懸念されるのは、**「おひとり様」の場合、医療現場での不利益が表面化しにくい**点です。家族がいないことで、万が一医療ミスが起きた場合でも、それが表沙汰にならず、闇に葬られてしまうケースが少なくないと考えられます。これは決して望ましい状況ではありませんが、現実として認識しておく必要があります。

「おひとり様」と考える家族の価値

医療現場や高齢者施設では、全ての権利が完全に平等というわけではありません。

自分の命の価値を高め、権利をより確実に守るためには、家族や子どもの存在が有利に働くことは否めません。もちろん、いつも喧嘩ばかりしている親子関係ではよくありませんが、お盆や正月には顔を出してくれる程度の関係でも、それは十分に意味があるのです。

家族の存在は、単に幸せをもたらすだけでなく、自分の権利を守ることにもつながります。

「おひとり様」の生き方や、コスパ・タイパの価値観、多様性の尊重など、現代社会ではさまざまな考え方や生き方が注目されています。しかし、これらの流行や概念だけでは捉えきれない現実が、医療や介護の現場には存在するのです。最終的に直面する現実を考えると、本当の幸せとは何か、自分にとって大切なものは何かを、一人ひとりがじっくりと考える必要があります。

現代社会では多様性が尊重され、おひとり様が「普通」とされる風潮が広がっています。しかし、これを十分な検討なしに社会の新たな標準として受け入れることは、国家としてあまりに無責任ではないでしょうか。

個人の選択の自由を尊重しつつも、長期的な視点から見た幸福とは何かを、社会全体で考えていくべきなのです。

自殺願望を抱える人々

「長期的な視点から見た幸福」を考えるとき、日々の生活や個人の価値観を超えて、人生の意味や生きる価値にまで及ぶ深い考察を必要とします。

日本社会が抱える自殺問題は、この「長期的な幸福」という観点から見ても、極めて深刻な課題です。自殺は個人の痛ましい選択であると同時に、社会全体の健康状態を映し出す指標でもあります。
日本の自殺率は主要先進国の中で最も高く、G7諸国の中でも突出しています。

次ページの表は、主要先進国で構成されるG7各国における人口10万人当たりの自殺者数を表しています。

この統計から、日本の自殺率がG7諸国の中で最も高く、最下位のイタリアに比べると2倍以上の差があることが明らかになっています。この数字は、日本社会が直面している深刻な課題を浮き彫りにしています。

210ページのデータは、G7諸国に韓国を加え、10代〜20代の死因を調べたものです。
この年齢層の若者の死因のトップが自殺なのは、日本と韓国のみです。他のG7諸国を見ると、若者の主な死因は事故や病気など、自殺以外の理由が上位を占めています。日本の若

図表9　G7各国の自殺死亡率

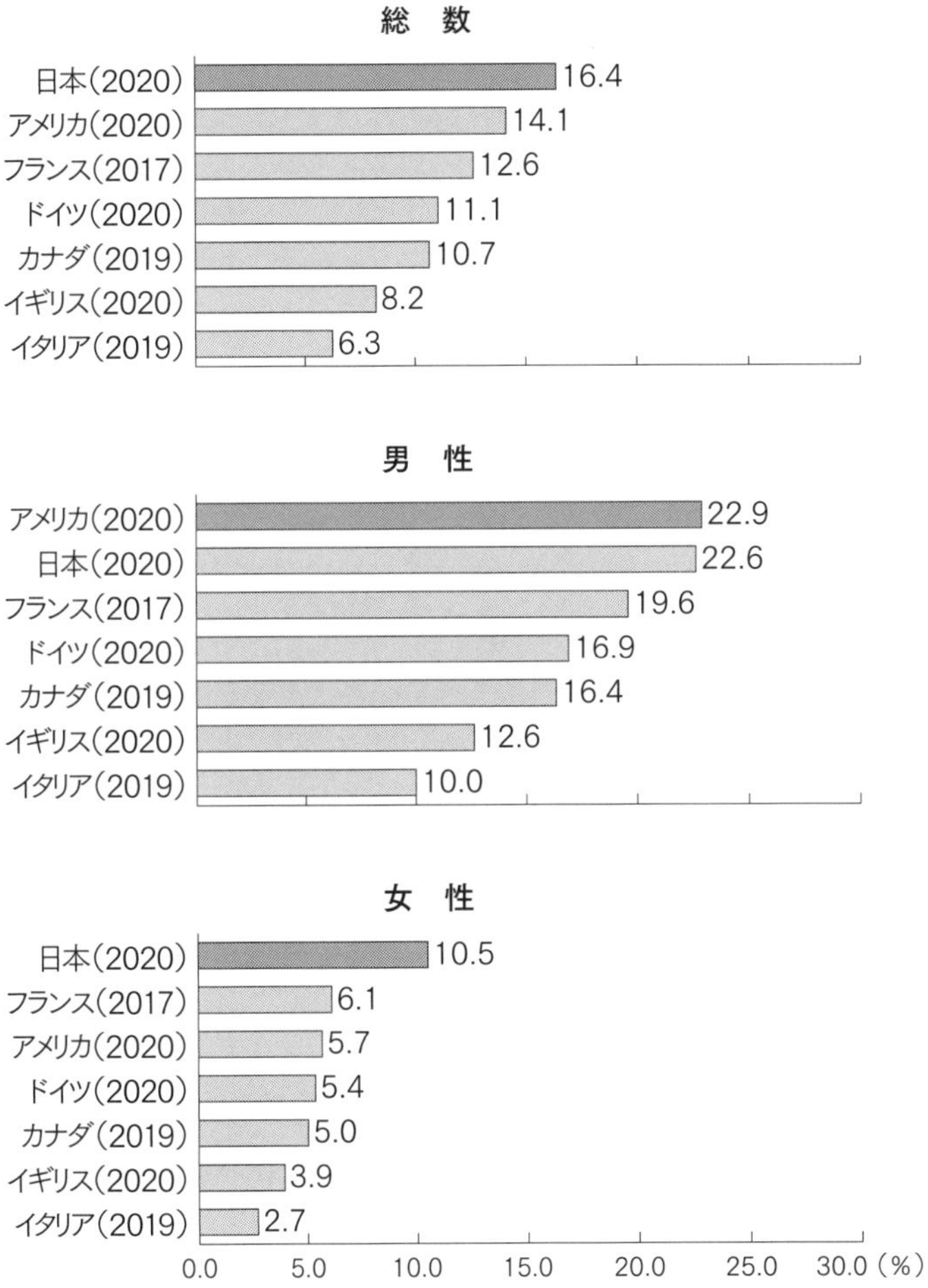

出典：厚生労働省「令和５年版自殺対策白書」をもとに著者作成

図表10　先進7カ国＋韓国の10〜29歳の死因上位3位

10歳〜19歳			
	第1位	第2位	第3位
日本	自殺	不慮の事故	悪性新生物
アメリカ	不慮の事故	他殺	自殺
フランス	不慮の事故	悪性新生物	自殺
ドイツ	不慮の事故	自殺	悪性新生物
カナダ	不慮の事故	自殺	悪性新生物
イギリス	不慮の事故	自殺	悪性新生物
イタリア	不慮の事故	悪性新生物	自殺
韓国	自殺	不慮の事故	悪性新生物

20歳〜29歳			
	第1位	第2位	第3位
日本	自殺	不慮の事故	悪性新生物
アメリカ	不慮の事故	自殺	他殺
フランス	不慮の事故	自殺	悪性新生物
ドイツ	自殺	不慮の事故	悪性新生物
カナダ	不慮の事故	自殺	悪性新生物
イギリス	不慮の事故	自殺	悪性新生物
イタリア	不慮の事故	悪性新生物	自殺
韓国	自殺	不慮の事故	悪性新生物

出典：世界保健機関資料（2023年2月）をもとに著者作成

者の自殺率の割合は、他国と比べても突出して高いことがわかります。

この統計は、日本の若者たちが直面している問題がいかに深刻であるかを物語っています。若い世代の死因のトップが自殺であるという現実は、日本社会全体に警鐘を鳴らしているのです。

若者たちの生きづらさや、社会からのプレッシャー、そして将来への不安。これらの問題に私たちはもっと真剣に向き合う必要があります。

救急搬送の現場では、自殺未遂者に遭遇することも珍しくありません。

残念ながら、助からないケースも多く、たとえ**一命を取り留めたとしても、ハッピーエンドと呼べるような劇的な人生の好転は稀**です。

テレビドラマでよく見られるような、自殺を図った人が救助後に周囲の支えで立ち直るというストーリーは、現実にはほとんど見られません。むしろ、助かっても繰り返し自殺を試みる人のほうが多いのです。

自殺企図の変化と医療現場の苦悩

医療現場では、自殺未遂者への対応に苦慮しています。かつては睡眠薬の大量服用が一般的でしたが、現在では薬の安全性が向上し、実際に致死量に達するにはバケツいっぱいでは足りない膨大な量を摂取する必要があります。そのため、より危険な手段へとエスカレートする傾向が見られます。たとえば、インスリンの過剰投与や農薬の摂取、さらには強アルカリ性洗剤の飲用などが挙げられます。

強アルカリ性洗剤は、酸性物質と比べて身体により深刻な損傷を与えます。酸性物質は食道表面のタンパク質を溶かすのに対し、アルカリ性物質は粘膜深くまで浸透し、胃や食道に穴を開ける可能性があります。これにより、縦隔炎などの重篤な合併症を引き起こすのです。

睡眠薬の過剰摂取であれば、呼吸状態が悪化しても一時的に人工呼吸器を使用することで対処できることが多いです。しかし、より危険な物質の場合は治療が複雑化し、予後も悪化します。救命できたとしても、長期的な健康被害が残る場合もあります。

自殺の背景には、うつ病や人格障害などの精神疾患が関与していることが多くあります。しかし、現状の精神医療体制では、これらの問題に十分に対応できていません。とくに思春期の患者に対する専門的ケアの不足は深刻で、専門外来などの予約待ちは数カ月に及ぶことも珍しくありません。

現状では、精神科や心療内科での治療を受けても、問題が完全に解決することは稀です。

多くの患者は長期的な治療を要し、その間に症状の改善と悪化を繰り返します。

うつ病はその代表的な例です。完全なうつ病の診断基準を満たさなくても、うつ傾向や躁うつ気質を持つ人も少なくありません。うつ病の素因を持つ人が、経済状況の悪化やストレス、睡眠リズムの乱れなどの環境要因によって精神疾患を発症するケースが多いです。

幻覚や妄想を見てしまう統合失調症などの精神病に対しては、ある程度の治療効果を持つ薬物療法を提供できます。抗精神病薬や抗うつ薬は、症状の改善に一定の効果があります。

自殺を試みる背景には、人格障害の存在も無視できません。**人に迷惑をかけることで自分の存在を肯定しようとする**など、社会的に問題となる行動を繰り返す傾向があります。

人格障害は、有効な薬物療法が存在せず、現代医学では治すことが極めて困難です。その人の性格や行動パターンに深く根ざしたものであり、「良い性格」を「悪い性格」に変える、あるいはその逆を行う薬は存在しないのです。

変わりゆく若者の価値観

自殺率と経済状況には強い相関関係があることが知られています。 経済状態が悪くなると自殺者が増えるのです。とくに若者の間で自殺が多い現状は、彼らが将来に希望を持てないでいる現実を反映しているのかもしれません。

日本はG7諸国の中で経済的に「負け組」となりつつあり、若者の間では将来への不安が広がっています。社会保障の自己負担率の増加や、長期的な経済停滞は、若者たちの未来への展望を曇らせています。

かつての日本では、出世や社会的成功を目指してガツガツと働く姿勢が評価されていました。しかし、現代の若者たちの間では、そうした価値観が急速に変化しています。

お酒を飲みながらコミュニケーションを取る「飲みニケーション」のような旧来の方法は敬遠され、より個人主義的な生活スタイルが好まれるようになってきました。

お金や出世よりも、コスパ（費用対効果）やタイパ（時間対効果）を重視する傾向も強まっています。

これは一見、ポジティブな変化にも見えますが、同時に「お金や出世はいいから、自分の時間を重視したい」という社会への諦めの表れでもあるかもしれません。

日本社会全体が抱える閉塞感や将来への見通しが立たない状況は、若者の幸福度を著しく低下させている大きな要因の一つだと考えられます。希望の持てる生活を送れるような経済状態、健全な社会を保つことが自殺を減らすことにつながります。

当事者意識を持って行動しよう

多くの人々はまだ「平和ボケ」の状態です。このまま平和が続き、中流生活が維持され、先進国の地位にとどまり続けるという淡い期待を抱いています。そのため、選挙に行くことさえ面倒に感じ、「行っても何も変わらない」と諦めの気持ちを持っているのではないでしょうか。

この状況は、まるで鍋の中でゆっくりと煮られるカエルのようです。水温はだいぶ上がっているものの「まだ大丈夫だ」と思い込み、お尻に火がついていないと錯覚しているのです。

不条理な死に直面したり、福祉が行き届かない状況を目の当たりにしたり、突然解雇されて生活保護も受けられずに追い込まれたり――切実な問題が自分に降りかかってこない限り、社会の歪みに気づかないのです。

このような状況に陥ってやっと、「社会がおかしい」と気づき、「何とかするためには選挙くらい行かなければならない」と、政治を自分事として捉えるようになるのかもしれません。現状では、多くの人が医療の問題を他人事として捉え、国や厚労省が何とかしてくれるだろうと期待しています。

しかし、身の回りで不条理な出来事が起こってからでは遅いのです。医療の問題も自分事として考え、医療政策に関心を持つ必要があります。選挙時に口当たりのよいことばかり言い、選挙後には何も実行しない政治家にまかせるのではなく、確実に結果を出せる人に投票する。せめて、「ちゃんと結果を出す人を見極める努力をすること」が求められています。

私たちが自ら努力して政治に関与しなければ、社会はどんどん追い込まれていく時代になっているのです。この現実をもっと認識し行動を起こさない限り、状況は変わらないでしょう。**社会の変革には、一人ひとりが当事者意識を持ち、積極的に参加することが不可欠**なのです。

自殺企図の予防と対応には、医療システムの改善、とくに精神医療の充実が急務です。同時に、社会全体で自殺リスクの高い人々を支援する体制を整えることも重要です。自殺対策は、医療だけでなく、教育、労働、福祉など、多岐にわたる分野の連携が必要な社会的課題なのです。

政治に無関心ではいられても、無関係ではいられない

医療・福祉産業は、美容整形のような一部を除いて、ほとんどが保険で賄われています。つまり、**国民の税金や社会保険料、そして私たちの経済活動によって生み出されるGDP（国内総生産）に依存している**のです。

国民負担に財政赤字を加えた潜在的な国民負担率（国民の所得に対する税金と社会保険料の合計の割合）は、すでに50％を超え、これ以上の増税は国民の生活に大きな影響を与える可能性があります。少子高齢化が進む中、医療費は頭打ちになっていくでしょう。

ここに、医療と政治の密接な関係性が浮かび上がってきます。

税金はこれ以上増やすことが難しくなっている状況で、医療にかかるお金は増え続けているのです。

このままだと、十分な医療を受けられない人が出てくるかもしれません。お金持ちは良い医療を受けられるけど、そうでない人は我慢しないといけなくなるかもしれないのです。

日本にも医療の格差社会が、もう目の前まで来ています。政治は往々にして遠い世界の出来事のように感じられます。しかし、実際には私たちの日常生活に密接に関わっているのです。とくに医療の分野においては、その影響力は計り知れません。

日本の経済政策を変革するためには、必然的に政治を変えなければなりません。民主主義社会において政治を変える力は、他でもない国民一人ひとりなのです。医療の質を維持し、全ての国民に平等な医療を提供し続けるためには、政治の力が不可欠なのです。

医師の視点から国家を再生する

日本の歴史を紐解くと、国家の危機的状況において医療者が重要な役割を果たしてきました。

明治維新などの変革期には、医師が政治の表舞台に立ち、国家の舵取りに関与しています。日本陸軍の創設者として知られる大村益次郎は、もともと長州藩の村医で、江戸時代の蘭学者・高野長英も医者でした。他にも、歴史の変革期に活躍した著名人の中には、医療者としての経歴を持つ人物が多くいます。これらの歴史的事例は、医療者の経験が国家運営にも一定の役割を果たす可能性を示唆しています。

順風満帆な時期であれば、誰が舵を取っても国は何とか前進するでしょう。しかし、国家自体が「病んでいる」状況では、その状態を詳細に検査・診断し、効果的な治療法を見出す能力が求められます。

まずは一番有効な治療法を試み、それでもうまくいかない場合は、トライアンドエラーで別の方法を常に模索するのです。このアプローチは、国家の危機的状況を打開する上でも有効でしょう。

しかし、現代の医療者出身の政治家を見ると、その多くが医療問題のみを扱い、既得権益の保護に終始しているように見受けられます。これは医師会をバックにした開業医や病院の利益を守ることに注力するあまり、国家全体の問題に目を向けられていない結果かもしれません。

本来、**医療者だからこそ、国家の衰退をもたらす「病」の根本的な原因を的確に診断し、外科手術のように果断な対策を講じることができるはず**です。

「少子高齢化は止められない」「日本経済の回復は不可能だ」といった諦めの言葉を吐く政治家ではなく、「必ずできる」「やってみせる」という強い意志と実行力を持った人材が必要なのです。日本人が持っていた気概や大和魂を取り戻し、現在の国難を乗り越えていかなければなりません。

重要なのは、**国民が実績のある人材を見極め、選挙を通じて政界に送り出すこと**なのです。

次世代への処方箋

人間の一生には自然の摂理があります。誕生し、成長し、やがて老い、最期を迎える。

同様に、国家という存在も一つの生命体として捉えることができるでしょう。日本は約1億2000万の人々が細胞のように集まり、一つの国家を形成しています。

日本は長い間、着実な発展を遂げてきました。人口は増加し、経済も成長を続けてきたのです。かつては「ジャパン・アズ・ナンバーワン」と称賛され、世界第2位の経済大国としてアメリカに迫る勢いを見せたこともあります。しかし、近年の日本は大きな転換点を迎えています。少子高齢化が進み、人口は減少。経済成長も鈍化し、かつての勢いは影を潜めています。まるで一つの生命体が成熟期を過ぎ、衰退期に入ったかのようです。

私は医師として、個々の患者を治すことも大事ですが、国全体の健康を診ていく必要があると思っています。国家という大きな生命体が活力を失いつつある現状を、どのように捉え、どのような処方箋を出すべきなのか。

日本は長い間、デフレという深刻な「貧血」状態にありました。日本という国家の大きな体は長年の疲労で横たわり、ぐったりしているのです。今、必要なのは「輸血」。つまり、経済への適切な「資金投入」です。

医学的な観点から治療法を考えると、例えば消費税をいったんゼロにして、国民が使えるお金を増やしたり、財政出動を行うなど、「輸血」のような対応が必要です。お金が増えると、消費活動が活発になり物やサービスが売れるようになります。すると企業は資金を設備投資や研究開発費に充てることができ、経済成長が促されます。この好循環が10年、20年と続けば国力ともいえるＧＤＰは2倍、3倍に成長し医療費も増やせます。豊かさの指標である一人当たりGDPも比例して増加し生産性も自ずと改善、再び世界と戦える健康な「日本」になるでしょう。

治療するにあたり各種パラメーターや検査データを正しく認識することも大切です。

国の借金（out）がよく強調されますが資産（in）を含めてバランスをみると日本の財政状況はカナダに次ぎG7で2番目に健全で財政破綻の兆しは全くありません。さらに言うと政府の借金であって貸しているのは国民の方です。また、近年の物価高やインフレも中身を見れば燃料や原材料価格の高騰によるコストプッシュ型のインフレで景気回復とは真逆の状態です。この状況で財務官僚が喜ぶ増税や利上げ、社会保険料の増額などを行うと国民の可処分所得が減少し購買意欲が下がることで経済成長は腰折れするでしょう。そもそも増税や利上げは景気が過熱してバブルになりそうな時、戦略的に行うべきものでいわば高血圧に対する降圧剤のようなものです。医療と同様、体調が悪い時のみ治療を行い普段は自然治癒力や恒常性のまま様子を見れば健康に成長することができます。税収も経済成長に伴い増加し財政は自然に健全化されます。

経済の血流が良くなると全身に活力が戻り、結婚や出産を考える人も増えるはずです。一部では、少子化を受け入れ、縮小する社会に適応していくような対症療法も提案されていますが、そのような逃げ腰で良いのでしょうか。このままいくと、本当に日本の人口は限りなく減少し日本民族は絶滅してしまいます。経済も衰退し、その中でコンパクトに生きる。それは本当に国民が望む日本の未来なのでしょうか。

私は、少子化は止められるものだと確信しています。ライフスタイルの変化などがあるにせよ端的にいえば少子化問題は経済問題です。収入が多いほど、そして正職員など身分が安定するほど婚姻率は上がり子どもの数も多いのは厳然たる事実です。正しい経済政策で国民一人ひとりが豊かになり専業主婦の復権やベビーシッターの利用など子育て環境が改善されれば必ず出生率は上向きます。それでも少子化が食い止められない場合、例えば、赤ちゃんが生まれたときにお祝い金を出し、出生率が目標値に達するまでは、徐々にお祝い金の額を上げていくのもよいでしょう。**何事も医療と同じで、常に効果を検証し修正していく**のです。子ども一人の生涯賃金は2億〜3億といわれています。今後、経済が成長すれば5億、6億と増えていくでしょう。そのことを鑑みれば私はお祝い金を1億出しても問題ないと思います。その1億が消費に回ればさらに経済成長を後押しすることにもなり一石二鳥です。

日本には2000年以上もの間、繁栄し続けてきた歴史があります。幾多の困難を乗り越え、成長を続けてきたのです。適切な治療さえ行えば、50年、100年、1000年後も健康な体を維持する「日本」をつくることができるはずです。医師が病人を診るように、マクロな視点で経済政策を進めれば、必ず日本は息を吹き返します。

また、**患者が健康を取り戻すには、「治そう」という強い意志が不可欠**です。国家の持続可能性を高め、次世代に希望ある未来を託すために、私たち一人ひとりが今、行動を起こすべきなのです。私が日々医療の現場で感じることは、どんな困難な状況でも、適切な処方箋と患者自身の努力があれば、回復の道は開けるということです。

「日本」という大きな生命体にとっての処方箋は、適切なタイミングでの「輸血」と私たち一人ひとりが政治に関心を持ち、自らの声を上げ、行動することです。

個々の意識と行動が日本に新たな活力をもたらすことができるのです。ただ衰退を待つのではなく、自分自身が主役となって行動を起こし、希望に満ちた明るい未来をつくっていきましょう。

おわりに

医療に関する正しい知識と理解は、自分自身のためだけでなく、家族や友人、そして社会全体を守ることにもつながります。緊急時に慌てず適切な行動をとれるか、長期的な健康管理をどう進めていくか、あるいは終末期医療についてどのような選択をするか。これらの判断は、私たちの健康と生活の質を大きく左右し、さらには地域の医療サービスの在り方や、私たちの暮らす社会の未来にまで影響を及ぼす重要な決断となるのです。

医療の世界は、しばしば一般の人々にとって遠い存在に感じられるかもしれません。

しかし本書で明らかにしてきたように、医療は私たちの日常生活や社会と密接に結びついています。

現在、日本社会はさまざまな課題に直面しており、医療にも大きな影響を与えています。「命の平等」という理念が揺らぎつつある現状、高齢化社会や「おひとり様」の増加がもたらす新たな課題は、私たちの社会の在り方そのものに問いかけています。医療現場から見えてくる日本社会はまさに「重症患者」であり、少子高齢化、労働力不足、経済の停滞などの社会問題は医療の世界にも大きな影響を及ぼしています。私たちは今、医療と社会の両面から、これらの課題に取り組む必要があるのです。

一人の医師の力だけでは、この巨大な患者を治療することはできません。**必要なのは、社会全体での「チーム医療」です。**私たち一人ひとりが、「日本」という患者を治療するチームの一員であることを認識し、自分の健康と同時に社会の健康にも目を向け、行動を起こすこと。それは同時に、日本社会の未来の姿を考え、再構築していくことにもつながるでしょう。

医療に関心を持ち、正しい知識を身につけ、そして必要なときには声を上げる。家族や友人の健康を気遣い、地域社会に貢献する。政治や経済の動向に注目し、自分の意見を持つ。こうした一つひとつの小さな行動が、やがて大きな変化を生み出すのです。

最後に、「ふじみの救急病院」の取り組みについて少し触れたいと思います。「ふじみの救急病院」は、「スピード」「コンビニエンス」「コミュニケーション」を追求し、24時間365日稼働しています。現代の医療において、患者さんの不安に寄り添い、適切な診断と治療を提供することの重要性は言うまでもありません。

しかし、夜間や休日の救急医療では、十分なケアを受けられないケースがあります。夜中に熱が出た、胸が痛い、子どもが転んで頭を打った――。そんなとき、「夜間だから」「軽症かもしれないから」と躊躇する必要はありません。

「こんな症状で来て怒られるのでは」という不安も無用です。なぜなら、一見軽症に思える症状の中に、重大な疾患が隠れていることがあるからです。「ふじみの救急病院」は誰もが気軽に受診できる「町の保健室」として、昼夜を問わず高品質の医療サービスを提供しています。**コンビニのように気軽に通える「ハードルの低い」救急医療こそ、現代社会が切実に必要としているもの**ではないでしょうか。共働き世帯の増加、核家族化、高齢化――。社会構造の変化に伴い、いつでも安心して受診できる医療機関の需要は、ますます高まっているのです。

民間救急隊の運営、在宅医療サービスの充実、最新技術の導入を含む「ふじみの救急病院」の「地域医療パッケージ」は、すでに具体的な成果を上げています。令和6年には、東京都に「むさしの級急病院」を新規開設し、新たな挑戦を始めています。次なる目標は、このモデルを全国に広げていくことです。

緊急時の対応、長期的な健康管理、終末期医療の選択など、これらの判断は私たちの健康と生活の質を大きく左右し、地域の医療サービスの在り方や社会の未来にまで影響を及ぼします。私たち一人ひとりが医療と社会の健康に関心を持ち、行動することで、より良い未来を築いていけると信じています。

本書が、みな様の健康に対する意識を高めるとともに、日本の医療の未来を共に描き、ゆくゆくは日本という重症患者を救うための出発点となれば幸いです。

鹿野 晃（かの・あきら）
医療法人社団 晃悠会 むさしの救急病院 理事長・院長
医療法人社団 晃悠会 ふじみの救急病院 名誉院長
2002年藤田医科大学医学部卒業。青梅市立総合病院（現・市立青梅総合医療センター）救命救急センター医長などを経て、医療法人社団晃悠会を設立。2024年にはむさしの救急病院を開院し、院長に就任した。「すべては患者さんのために」を理念に掲げ、医療における理想のスピード、コンビニエンス、コミュニケーションの実現のために、24時間365日、誰でもいつでもためらわずに受診できる体制や専属の救急車の活用などを通して、訪れるすべての方に、信頼され、心温まる病院づくりに尽力している。

救急医《きゅうきゅうい》からの警告《けいこく》

2025年4月24日　第1刷発行

著者　**鹿野《かの》 晃《あきら》**

発行者　寺田俊治

発行所　**株式会社 日刊現代**
東京都中央区新川1-3-17　新川三幸ビル
郵便番号　104-8007
電話　03-5244-9620

発売所　**株式会社 講談社**
東京都文京区音羽2-12-21
郵便番号　112-8001
電話　03-5395-5817

印刷所／製本所　**中央精版印刷株式会社**

表紙・本文デザイン　吉村朋子
編集協力　ブランクエスト

C0036

ISBN978-4-06-539417-5